存在の法則

あなたの幸福も不幸も自然現象

これは最も古くて最も新しい医学のお話です

藤田 しのぶ

もくじ

一　病気に病名は必要ない

私はある医学を伝承した。日本国内で一五〇〇年以上にわたり研鑽されてきた医学である。日本は長い歴史の中で武道、茶道、華道、書道といった独特の文化を築いてきたが、この医学も医道として日本が誇るべき文化の一つであると私は信じている。

ところで、あなたは病気に病名が必要だと思われるだろうか。

実は病気に名前は必要ない。私の日常は患者の治療に始まり治療に終わる。

「先生、歯が痛くて、痛くて、仕方がないんです。治療してもらえませんか。歯医者へ行っても、どこも悪くないって言われるんですよ」

こんな患者が多くやって来る。

「きっと、歯そのものは悪くないのでしょうね」

「歯医者は悪いところはないといって、鎮痛剤しかくれません。わけがわかりませんよ。

「先生、治してもらえませんか」

治療にあたって、まず脈診をする。両手首で十二種類の脈を診るのだ。その結果、この患者がしきりに痛いというのは上歯のようだった。一応、

「上歯ですか、下歯ですか」

と訊く。すると、案の定、

「上です」

という応えであった。

「何か、辛いものをたくさん食べたのではないですか」

と言うと、患者はちょっと首をかしげて、

「ああ、食べました。友人からキムチをたくさん貰って」

と言うのだった。

人の歯は、多くは手の陽明と足の陽明という二本の経脈で形成・維持されている。しかも、手の陽明は上歯、足の陽明は下歯である。この患者の場合、上歯の病気であるから、手の陽明経の異変ということになる。もちろん、最初の脈診で手の陽明経に異常が診られたので、私には上歯が痛いだろうと予想するのは簡単だった。

手の陽明経脈の気は大腸に由来する。

すべての経脈は臓腑と繋がっていて、臓腑の気が経脈を流れる気の源となっている。そしてその臓腑の気は飲食物が主な源となっている。今回の大腸の気の源は飲食物のうちでも辛いものなので、「何か辛いものを食べすぎましたね」ということになる。

治療をして治すのは意外に簡単である。辛いものを多食して大腸の気を傷めて手の陽明経の気の状態をおかしくしているのであるから、そのおかしくなった気を正常にしてあげるだけである。

この医学での治療法の基本は、どのような病でもすべて同じで、経脈の気を調えることなのである。この患者の場合は手の陽明経を調えることが治療方法であるため、手の陽明経を治療した。すると最初の一回の治療で歯痛は治った。もちろん歯にはまったく触れていない。診てもいない。歯が痛いから歯が悪いというわけではないのである。だから歯をいくら診ても悪いところは見つからない。治療をせずにいつまでも放置していれば、いずれ歯そのものにも異常が生じるかもしれないが、病気の本質は手の陽明という経脈の異常なので、歯だけを治療しても根本治療にはならない。

解剖学的には歯に関する病名がつけられるかもしれないが、それは意味がないのである。敢えてこの患者の症状に病名を付けるとすれば、「手の陽明大腸経の気の流注の変動による歯痛」とするべきである。

つまり病気に病名は必要ないのである。それは気の流注が私たちの生きる本質だからである。この医学では生を解明し、病気の本質とその治療法の理論体系を完成させている。

こんな患者もいた。四十代の女性である。最初に治療を始めた理由は膝の痛みであった。病院では加齢に伴う膝関節症と診断され、進行することはあっても二度と治ることはないということであった。浮腫もあり体全体が重そうな印象で、年齢よりも少し老けて見えた。

脈診をすると、足の陽明経と足の太陰経が非常に悪かった。足の陽明経の走行は顔（特に目の下や頬・下顎）、咽、乳房、腹、鼠径部、大腿前面、膝、足首前面などである。この経は体のこういう領域を維持形成している。この経の気は胃の気である。胃の気は飲食物のなかで甘いという気味が源である。一方、足太陰経は足第一趾内側から膝内側、大腿内側、腹、胸、舌下へと走る。そしてこの経の気の源も甘いという気味である。

脈診だけで彼女が非常な甘党であることが分かる。甘党が過ぎて足の陽明経と太陰経を傷めてしまったに違いない。私は彼女に甘いものをやめるように言った。そして膝は必ず治ると伝えた。ちなみに彼女には月経異常と外反母趾もあったが、これは足太陰経の変動によるものである。

治療を初めて一年ほどすると、それまで膝痛のためにできなかった正座ができるようになった。それと同時に外反母趾が改善し、顔のシワが無くなってきた。目の下や頬のタルミが明らかに消えてきたのである。浮腫もなくなり体全体がすっきりとして、誰の目にも若返った。特に腹部が引き締まり、ウエストが明らかにほっそりとした。月経異常もなくなり、膝や母趾の痛みがなくなったことで活動的になり性格も明るくなった。

つまり膝や足の痛みもなくなり、重い体も顔のシワも治ったということだ。これらはすべて足の陽明経・太陰経が良くなったからである。それがこの医学の治療である。

これから私は私が師から伝えられた医学の理論をお話ししていこうと考えている。これは宗教でもなければ特殊な治療でもない。理論を学べば誰でも実践できる技術である。そしてこの医学が、五世紀に大陸から日本に伝えられて以来一五〇〇年にわたって宮廷医学として継承されてきた古典医学であると私は信じている。

この医学理論は生命の本質にまで到達している。私は自分がこれを知った時の驚きとともにその素晴らしさをあなたにお伝えしたいと考えているのである。これは「易経」から生まれた医学である。

「易経」とは中国大陸で完成された自然哲理である。この易経から「素問・霊枢」という医学書が完成されたのはおよそ三千年前と考えられている。日本には四一四年に伝来したという記録がある。それから多くの医者たちによって研鑽され、江戸時代に日本独自の医学としてその体系が完成された。その理論の基本概念は、私たちの生命活動が気の流注によって成立しており、それによって生かされているというものである。気の変動によって私たちの心身に変化が引き起こされる。しかし気の状態を正常にもどすことで治すことができるということである。これは特殊な治療法ではなく、この医学の理論と技術を学べば誰にでも実践できる医学である。

生命活動の本質が気の流注であることを知れば、病気の正体がわかる。原因が分らない自分の身体の不調、なぜこうなっているのかといった身体への疑問、誰にも話したことのない悩みなどを持っている人はその原因と治し方が分かる。

「易経」は人倫の書である。この書から生まれたこの医学にもまた人の生きる道が説かれている。素問・霊枢は医学書であり哲学書なのである。そして一方で正反対の科学的な面も持っている。

自然現象をつぶさに観察してその法則を追及しているのである。そしてマクロな現象の分析から自然界の形あるものの本質というミクロなものにまで追及している。さらに自然現象というマクロを捉えることから、私たちの本質、私たちの生きるしくみという私たちのミクロな次元の問題の解明にまで発展させているのである。

素問・霊枢は私たちの生というものが自然現象と同じであることを証明している。これは西洋の科学とはまったく正反対の方向性を持つ科学である。形あるものを分解していくことで、ものの本質を捉えようとした西洋的な科学とは正反対に、ものの変化現象をありのままに受け入れその本質を発見していった科学なのである。

中世から発展していった西洋の科学はものを細分化することでものの本質を発見しようとした。一方易経は現在より三千年前には完成していた科学であり、これはものの変化現象をありのままに捉えていくことで、ものの本質を発見していった科学なのである。

つまり現代の医学とは正反対の方向性を持つ医学なのである。

そして解剖を基本とした現代医学では掴むことが困難な、生の本質を解明している医学なのである。だからこの医学の病気の治療は「生」に基づいている。これは死体の解剖に基づいている現代医学との最大の違いである。

二　存在には法則がある

この世に存在する万物には存在するための法則がある。それはおよそ三〇〇〇年前の科学者によって解明された事実である。

古代の偉人たちは私たちを包み込む自然現象を長い年月をかけて詳細に観察した。事象が起きて変化していく法則と私たちが生まれて生きていく法則を追及したのである。天空での太陽の位置、月の満ち欠け、その他多くの星々の動き。地上での風の動き、暑さ、湿気、乾燥、寒さの変化などである。私たちは天と地の間で生まれ、死んでいく。天と地をつなぐのは大気である。大気の動きは目には見えないが、その動きは水の動きとして明らかになる。

太陽の熱によって大地が温められると、空気は上昇し同時に水も水蒸気となって上空へ昇る。やがて天が極まって大気が希薄となり空気が冷えると、水蒸気は冷やされ、小さな水滴となり雲となる。そこで雲の粒はあつまり雨滴となって再び地へ降り注ぐ。

つまり天の気は極まると地に下る。

雨は地をうるおし、川をつくり、また一部は地下へ浸透し、浄化され、再び地上へ甦る。それは湧水となって現れる。小さな湧水は溜り、あふれ、一筋の流れとなってせせらぎをつくり、他のせせらぎと合流して小川となり、小川は合流しながら大河となって平野をくだり、海へ向かう。地球に天と地がうまれ、水が現れた太古以来、数十億年もの歳月をかけてこの水と大気の循環は調えられてきた。

この循環の中に生まれた生物もまた、その循環を取り込みながら生命を現在までつないできた。そうして私たちが現れた。私たちは天地の循環の中で同じ循環を自身のなかに取り込みながら生きている。言い換えれば、地球が育ててきた地球の自然現象の中で、同じ現象をその内に取り込みながら生命をつないできたのが私たちである。

大気の乱れは大雨や嵐を引き起こし、洪水や山崩れなどで自然を破壊する。人の気血の流れも天地に水が流れると同様に人身を周流している。医学とは、人が水を治めて自然の安泰を守ることと同じである。古代の偉人たちは天と地と大気と水の現象を観察し、分析し、その本質を発見した。天と地の間に生じ、変化し、消滅する万物の本質を発見したのである。彼らはそれを「気」と名付けた。それは、ものを生じさせる本質である。

万物が形を得るには最初に何も無い空間に「気」の結集が起こらなければならない。彼らはこの世界の現象を「気」で解明した。「気」は空間を支配しているはたらきであり、万物が存在する法則である。

「気」による天地自然の哲理を、彼らは「易経」として編纂した。この自然哲理を私たちの心身の本質へも適用し、「易経」から「素問・霊枢」という医学大全を完成させた。「易経」にもとづくこの医学が、私が師から伝授されたものであり、これから書き述べていく医学である。

これは宗教でもなく、神霊思想による呪詛・祈願儀法的なものでもない。私は実際に毎日多くの患者をこの医学技術によって治療しているが、これは特別に私だけができる技ではなく、この医学理論を学べば誰でも体得できるものである。そしてこれは五世紀に大陸から日本に伝えられて以来、千五百年にわたって宮廷医学として継承されてきた医学なのだと私は信じている。

三　すべては三〇〇〇年前にはじまった

「気」を発見し、「素問霊枢」を著してこの医学を完成させたのは、およそ三〇〇〇年前、中国大陸に文明を築いた漢民族であると言われている。揚子江流域、あるいは黄河流域の文明ではないかというが、確かなことは分らない。

彼らは太陽（日）と月の観察から天地自然の法則を解明した。その始まりは暦作りである。日本がまだ石器時代のことである。それが易経という自然哲理としてまとめられた（易という字は日と月からできている）。

易経は西周時代（紀元前一〇〇〇年ごろかそれ以前）に伏羲が説いた教義からつくられたと考えられている。易経は自然哲理であり、人倫の道の教義でもある。この易経を土台にして、黄帝が素問霊枢（内経・医経）を編纂した。そして春秋時代（紀元前七七〇から四〇三）になると、この素問霊枢から秦越人によって難経が著された。

私が師から伝承された医学は、この素問霊枢と難経によって確立されたものである。この医学は日本が石器時代のころに芽生え、縄文時代には完成し、安定期をむかえていた。これは孔子（紀元前五五一から四七九）の活躍と同時代である。その時代に完成し、その技がさらに発展していったことを考えると、この時代の文明の高さが想像できるのである。

日本にこの医学が伝えられたのは、四一四年と言われている（大和朝廷時代）。允恭天皇が新羅の金波鎮・漢紀武から治療を受けたことが契機となって、外国医学（韓医法）が最初に公に認められた。文武天皇の時代になると大宝律令のなかに初めて医事制度が制定された（七〇一年）。以来、飛鳥、奈良、平安と時代をくだり、江戸の三〇〇〇年間に至ると日本独自の医学として完成されたのである。

しかし幕府の大政奉還と明治維新によって新しい時代になると、外科を中心とした西洋医学が導入され、明治一六年医師免許規則の制定によってこの日本の医学は壊滅状態となり、現在ではおよそ一五〇〇年の歴史を閉じようとしているのである。明治二三年まで存命されていた今村了庵先生は大正天皇侍医の一人であった。この今村先生の流れをくむ五十嵐栄一小松庵先生が、消滅しようとしていたこの医学を復活させ、その技を私の師・山之内康透先生が伝承したのであった。その山之内先生もすでに他界され、今、この技を実践している者は、山内先生を師としていた者のみで、日本全国で二〇名もいないという現状となっている。

この医学の生まれ故郷である中国ではすでに清の時代にこの医学は壊滅している。日本では幸運にも宮廷文化の存続によって一五〇〇年以上の長い間この技が残されているのである。

四　生の本質

古代の偉人たちは自然現象の本質を「気」として発見した。万物は「気」の凝縮から生まれる。私たちの存在も思考も、自然現象の一つである。私たちもまた「気」の凝縮によって誕生する。ある瞬間、ある女性の体内に「気」の凝縮がおこらなければ新しい人生は始まらない。私たち人という存在をつくる「気」を、特に「精」と名付けた。「精」は私たちの元である。そこでこの医学の原典である「素問・霊枢」では、まず最初に精を論じるところから始まっている。

精が集まったものが「精気」であり、これがさらに集まると「神」という気を生じる。神は精がかたまったものである。神はその人の本質であり、この世に二つとないその人自身であり、宗教的な意味はまったくない。次に神から「生」という気があらわれる。これはその名のとおり「生じる気」である。すると同時に血ができる。血ができてはじめて物理的に形があるものがあらわれる。これを「命」という。生という気から命という形がつくられ、気と形が一体となり、生命として一人の人が出現する。男という気と女という気が気運にしたがって引き合い、精子と卵子の結合と精の凝縮によって受精卵ができ、子宮に着床して、一週間経つと血ができる。それが肉体の始まりとなる。

天地自然の法則は気である。生きている私たちの本質も気であり、また私たちは気によって生かされている。

私は生きている。私の本質は確実に存在している。私自身というものがある。それは私だけが感じる私自身である。私が発想するアイディア、感じ方、考え方、心の活動のすべてである。形の無いもの、それは私という神である。

私たちの本質である感情は目で見て確認することはできない。目では見えないものが形を持ち、存在している。存在の法則も見えない。存在自体は目で見える。また、その変化も見える。しかし現象の法則ははたらきであって形は無い。目で見えるものの変化を分析して知るしかない。目には見えないものが形をつくり、それは目に見えないはたらきによって変化し、活動している。

目では見えないこのはたらきを太古の人は気と呼んだ。

形あるものが存在するためには、形のないものが必要である。形のないものの出現によって形が生まれる。形はないが形を生み出す最初のもの、それは形を成すはたらきであり、形あるものがたどる変化や現象の法則である。これを彼らは気と名付けたのである。

物理化学の始まりは、形あるものの本質を解明しようとして、ものをどんどん細分解していくことだった。そうしてものが原子でできていることが判明した。さらに原子を分解したら、陽子と中性子からなる原子核とその周囲を飛ぶ電子からなっていることが分かった。その構造は大福餅のように密に詰まっているのではなくて、小さな原子核を中心に、核よりもずっと小さな電子がぐるぐる回転しているだけの、内部はほとんど空間である。たとえば東京ドームの中央の空間にパチンコ玉を吊り下げたら、ドーム内部空間の大きさぐらいが電子の存在する領域になる。パチンコ玉が原子核だとすると、ドーム全体の空洞が原子そのものとなる。

私たち自身の肉体も、私たちが日常的に触れている物も、形あるものはすべて、内部がほとんど空洞の原子がつくっている。今後、さらに科学技術が進歩したら、原子の内部は実は空洞ではなくて、何かに充填されているという発見があるかも知れない。しかしそれは、おそらく私たちには見えないものだろう。だから結局、残念ながら、原子の内部は私たちには空気のように何もないようにしか見えない。単なる空間なのである。原子核とその周囲を飛ぶ電子が一定の空間を維持していて、その空間の集積が形をつくっているのである。物を形成する基本的なものがほとんど空間の原子であるのだから、やはり空間の集積が物の形をつくっていると考えられる。

そこで、ちょっと考え方を変えてみたらどうだろうか。つまり目には見えない空間のほうがものの本質ではないだろうかと。電子や原子核の変化というのではなく、空間の変化、あるいは空間を支配している何かの変化がものの変化といえないだろうか。

生き物がどのようにしてこの地球に誕生したのか、また生き物とは一体何なのか。その謎は現在の科学力ではいまだ解明不可能である。何故この世にいるのかは分らないが、私たちは自己を持っている。そしてそれが私たちの本質である。それは心であり、感情であり、自分自身なのである。

五　宗教でもなく、観念論でもなく

意識は見えない。自分として感じているだけである。つまり、空間に宿った何かだ。それを太古の人は「精」あるいは「神」と名付けた。それが易経によるこの医学の基本的な概念となっている。

人の元は気である。生命現象を起こし、一つの生命体としてまとめている原理と原則、それが気の流注である。気は目には見えない人の本質である。また一人一人の本質はこの世でただ一つである。あなたという気が凝縮してあなたがこの世に誕生することが実現した。そして気の流注は人の生命活動そのものである。

気の凝縮が人を生じさせ、形をつくり、やがて気の流注によって生きる。私が伝承した医学はこの理論に基づいている。だから病気の原因も気そのものと考える。また、治療も気を動かして肉体を変化させていく。人の本質は気であり、その気の出現によってこの世に発生し、気の流注によって生命活動が営まれる。

子宮内で受精卵から体ができ始めると、一定の気の流注が生まれる。その気の流注は主に十二本の経脈である。経脈とは頭部と足部の間を上下に走る気の道である。まるで天と地の間の大気中を空気と水が上下するように。この経脈を横に結ぶ気の道もあり、これが絡脈である。十二本の経脈はそれぞれ絡によって結ばれているので、十二本は実は一本につながっていることになる。

気の道である経絡は終わりのない環のごとく私たちの体を毎日正確な時刻を守って正確な道筋をたどりながら周流している。まるで地球が正確に太陽を周回するがごときである。太陽系全体が一定のシステムを守りながら存在するがごとく、あるいは宇宙全体が一定の法則のなかで有機的に変化しているがごとくである。

天地自然の運行、その法則のなかに私たちはつくられ、生かされている。天地自然から離れて生きることはできない。天地自然に包まれ、またそのシステムを取り入れることで生命は多様な発生と消滅を繰り返して生きのびてきた。天地の運行は生き物すべての生きる法則である。古代の賢人はこれを発見していた。天地の現象から自然原理を易経として完成させ、この医学を編み出した。現在、自然から遠い人工的世界で生きるような私たち現代人もまた例外ではなく、天地のシステムを体内に取り込んで進化して生きているのである。

世界の最初は「一」だった。大地ができ、海ができ、やがて空ができた。空には太陽があり、古代の人は光を認識できるようになった。光を知ると影の存在を認識できるようになった。光を陽、影を陰と呼んだ。昼と夜を知り、太陽と月を認識した。暖を陽、冷を陰。太陽を陽、月を陰とし、天を陽、地を陰とした。陽と陰とは符牒であって、絶対的な陽というもの、また絶対的な陰というものがあるわけではない。陽という気と陰という気であり、形を示していない。

人は天という陽気と地という陰気の間で生かされている。天と地の間を通う大気の動きは水によって私たちの目で見ることができる。地は太陽にあたためられて、陰気である地の気が上昇する。それにともなって地の水が蒸気となって上昇する。水は陰気とともに上昇し、それは上空で霧滴を作り雲となり、陰気が極まって陽気に転じて水滴となって地上へ下ってくる。地に降りそそいだ雨は集まり川となって海へ帰っていく。また雨の一部は地表から深く浸透して地下水となる。やがて湧水となって再び地表に現れる。湧水は一滴の滴から始まり、少しずつ溜り、細い流れをつくり、その細い流れは幾つかが合流して少しずつ大きな流れをつくる。それはさらに大きな川と合流し、最後に海へ注ぐ。

地の気は上り、天の気は下る。自然界の基本の動きである。太陽と月は正確なリズムで動き続けてきた。太陽系や多くの星の運動は正確であり、数千年も昔の星座でさえも私たちは計算によって知ることができる。

天地自然の運行、その法則の中に生物はつくられ、生かされている。自然から離れて生きることはできない。天地自然に守られ、またそのシステムを取り入れなければ生きていくことはできない。自然の法則は私たちが生きる法則である。原初の生物から現在の私たちまで自然の法則を取り込むことで生きのびてきた。

地の気は上り、天の気は下る。

陰の気は上り、陽の気は下る。

私たちもまた同じ法則で生きている。

人もまた「一」であり、陰気と陽気の流注によって生命活動を行っている。人体にも陰陽がある。頭が陽、足が陰である。

足からは三本の経が体幹や頭へ上っている。

頭からは三本の経が足へ下る。

胸からは三本の経が手へ上る。

手からは三本の経が頭へ下る。

合計十二本である。

（35ページの図参照）

私たちは気に満ちている、というよりも気そのものである。気には形がない。そして自由自在である。大気のように自由に動く。しかし大気のなかに偏西風のような一定の流れがあるように、大海の中に決まった一定の潮流があるように、私たちにも気の波のなかに一定の気の流れがある。そしてその主なものが前述の十二本の経脈である。もちろん十二経脈以外にも枝葉が縦横無尽に絡み合って全身に行きわたっているのである。地球を大気の膜が完全に包んでいるごとくである。

さて、十二本の経脈は、私たちの六臓六腑とつながっている。六臓とは肝・心・心包・脾・肺・腎である（心包については後述）。そして六腑とは胆・小腸・三焦・胃・大腸・膀胱である（三焦については後述）。それぞれの臓腑はそれぞれの経脈の流注を受けている。そしてそれぞれの臓腑の気は経の流注を支えている。つまり経の流注の変動は臓腑の状態と密接な関係を持っているのである。

十二経は六臓六腑の営みと繋がりながら昼間二十五回、夜二十五回全身を周流して全身を形成し維持し、あるいは変化させている。また、これとは別に一日一周身という大きな流注もあり、これについてはその正確な道筋と流注の時刻が分かっていて、これについては第八章と十章でお話しするつもりである。経は臓腑との繋がりを持つ体内の流注と、体表を流れる二つの流注を持つ。体表を流れる部分にはその経の気が出入りするところがある。ここは経の気を動かすことができるポイントであり、これが穴である。

穴とはいわゆる体のアナである。体表を軽く手で接すると見つけられるクボミである。骨と骨の間であることが多い。しかも気の出入り口であるから、気が噴き出ている様子が感じられる部分でもある。それは、ホースから水を出して上を向け、ホースの口に軽く指先を当てたときに感じられる水圧のようなものである。慣れてみれば、誰にでも分る。

クボミであるところ、そして気の出入りを感じられるところ、それが穴である。私たちはこの穴を利用して経の気とその流注の状態を変えて病気を治している。これは理論と技術を学べば誰にでもできる医術である。

六　人の体の構成

この医学では人の体を五種類に大別している。つまり、一・筋　二・血脈　三・肌肉　四・皮毛　五・骨　である。これらは臓腑によって養われている。

（一）筋とは

全身に分布して形を維持している「スジ」である。筋は肝と胆によって養われる部分である。肝と胆は酸という気味によって気を得るので、全身の筋は酸という気味によって維持されている。酸とは、いわゆる酢のようなもの、そして油脂類である。民間療法的に酢は体を柔らかくするといわれるが、その根拠はここにある。一方、油脂類が酸であると言われて理解しにくく感じられるかもしれないが、油脂類は現在では脂肪酸と分類されていることから理解できるだろう。古代の人は油脂の味を酸と感じていたわけである。油脂とは植物性のアブラと動物性のアブラである。

筋は肝胆によって養われているので、肝胆に変動が起きると筋の病気を発症する。具体的には心筋梗塞、脳溢血、軽度のものは脚がつるなどというものである。ちなみに、解剖学的に呼ぶ筋肉は「スジ」に肉がついたものである。

（二）血脈とは

血と脈である。血とはいわゆる血流。脈とは経脈、絡脈、孫絡、奇脈など、気の道筋である。気は血の流れにともない、血は気の流れにともなう。血は脈中を行き、気は脈外を行くという現象もある。血は津液の一部であり、気を支えている。

津液とは全身に充填されている体液であり蒸気である。毎日の飲食物から得られたそれぞれの生き物たちの精気が津液のもととなっている。これについては後述するが、気の補充が人の飲食の目的である。私たちの気も津液も飲食物から補充されているところから気と津液は同類である。津液は人の体で必要に応じて液体となり、蒸気となり、霧となり熱気となり、津液の変化は生命活動そのものである。津液は気の流れに従って自由に動く性質を持ち、その意味でも津液を気と考えることができる。気は形がないので私たちにはその動きが分らないが、津液は形を持つので津液の様子を知ることで気の動きを理解することができるのである。これは大気の動きが水の動きから知れることと同じである。気は、血を生じさせ、動かしている。血は体温のないところでは決して動かないことは誰でもわかることである。つまり血の活動には熱気いわゆる気が必要なのである。気とは形あるものの根源である。

血は気と違い形があるので、主に脈管にそって循環している。血脈を養っているのは心・小腸・心包・三焦である。これらの臓腑に入る気味は「苦」という気味である。つまり苦という味が心・小腸・心包・三焦の気となりこの気が血脈をつかさどっているということである。

（三）肌肉とは

これはきれいな肉である。肌と肉である。つまり内臓も脳も肉体のほとんどである。肌肉でないのは筋、血脈、皮毛、骨である。

肌肉を養っているのは脾と胃の気である。脾胃の気の源は「甘」という気味である。甘いという味が脾胃の気となり、この気が肌肉をつくっている。だから脾胃に変動が生じると肌肉に変化が起こる。具体的には膨張という症状がある。食べないのに体重が増える、浮腫む、たるむ、シワが出るなど多数ある。

（四）皮毛とは

私たちの体を外部から区別し守っている体表のことである。毛髪や体毛も含む。皮毛は肺・大腸の気によって養われている。肺と大腸の気の源は「辛」という気味である。つまり辛い味が皮毛を支えている。辛い味の摂り方によって皮毛に変化を与えるということである。皮膚病患者が食事から辛い味を取り除くことで治ってしまうことは多い。

（五）骨とは

いわゆる骨格の骨、骨髄、そして歯である。これらは腎・膀胱の気によって養われている。腎と膀胱の気の源は「鹹」という気味である。鹹とは海水のような少々苦いような塩辛さである。塩辛いという味が骨の形成と維持に影響しているということである。海から陸に上がった人が生きていく上でミネラル類の供給減が骨であることからも、鹹という気味と骨の深い関係が分かる。

七　生命活動は津液の波である

津液とは、前章でも触れたが私たちの体の内外を潤している液体であり蒸気である。津液は気の動きとともに動くため、津液を気と考えることもできる。これは地球の大気の動きを水があらわすことと同じである。大気の動きとともに水は水蒸気となり、霧となり雲となり雨となり循環する。そのように津液もまた私たちの体をめぐっている。私たち生き物の気は津液であり、津液は飲食物の精気が変化して蒸気となったものである。

私たちは日々生きている。生きているという事実を意識しないで時間を送っている。生きているとはどういうことか、この医学ではそれをどうとらえているのか。私たちの体は皮毛によって外界と区別されて個体を形成している。皮毛の内側は私たちの体内である。それは津液が充填された世界で、私たちの体のすべてはこの津液の中に浮いている。臓腑も脳も骨も、あらゆるものが津液のなかにある。津液の波のなかにすべてが浮いているのである。私たちの体にある液はすべて津液であって、血も津液の一部であり、涙や汗や唾液や鼻水、消化液などあらゆる液は必要な時、必要な量、津液が変化して必要な部位に行き、働いているのである。津液の波は常にある。それは気の動きとともにある。気の流れとともに津液の波は起こっている。

大きな気の流れは正経十二経つまり六臓六腑と密接な関係にある気の道筋である。この流れにしたがって津液も同時に動き、私たちの体を形成、維持している。これは生の営みそのものである。私は実際に毎日この十二経を使って気を動かし、津液を動かして患者の治療を行っているのである。

さて、私たちの体を流れる気には衛気や栄気というものもある。また私たちの感情からくる気の動きもある。正経十二経とこれをつなぐ絡脈もあり、気は全身を網羅している。津液は私たちの体で液体であり蒸気であり雲となり霧になる。これは地球の天地の間で水が蒸気や雲、霧、雨となって変化するのとまったく同じである。つまり津液は全身にさまざまな波をつくっている。私たちの生命はその津液の波である。気は目には見えないが、気の動きとともに津液は動く。頭の先から足の先まで一瞬に動くこともできる。

暑い夏、太陽が照りつける屋外から帰り、汗を拭いながらグラス一杯の冷たい水を飲む。一瞬にして全身を洗うような清涼感に包まれる。冷たいものが入った胃だけが感じるのではなく全身で受け止める。解剖学的にはおかしな現象ではないか。冷水は口内に入ったとたん、すでに水ではなくなり津液と化して一瞬にして全身をめぐるのである。

大きな悲しみに出会う。大粒の涙が際限なく目からあふれる。こんなに大量の涙が一体どこに蓄えられていたのか。手の空いている津液が集まって涙となって出てきていると考えると素直にうなずけないだろうか。

消化液も然りである。食物が胃に入ると胃液が食物量の五〜六倍の量が分泌される。また十二指腸に送られると、さらに五〜六倍という大量の消化液が出てくる。一体その大量の液体はどこから来るのか。それは全身から手が空いている津液が集まっていると考えたほうが納得できないだろうか。

一リットルの食物を摂取したとすると、胃と十二指腸で分泌される消化液は十リットル以上になる。その大量の粥状のものが消化管をどっと動く。そして適所で津液が再吸収されていく。大量の液体の分泌と吸収。これは消化管という一部の組織の働きとは考えにくい。これは全身の津液の動きの一部と考えた方が想像しやすい。

血液の不思議もある。心臓が拍動して動脈管から出た血液成分が各部の組織に浸潤して酸素や栄養物を与え、反対に二酸化炭素や老廃物を組織から取り除き静脈血となる。役目を終えて汚れた血液はなぜ静脈管の中へ自然ともどるのか。自然界と同じ浸透や拡散であればそんな現象は起こり得ない。動脈管から出た血液成分はランダムに組織へ浸潤していくわけではなくて、津液の波にのって動いていると考えるとよくわかる。そして役目を終えた血液は再び津液にのって静脈管にもどっているのである。津液は常に動いている。血液は栄気という気にのって循環している。栄気は脈管を行く気である。

成人の全血液量は五〜六ℓとされている。一分間に心臓から拍出される血液量は五〜六ℓであり、一分間に心臓に還ってくる血液量も五〜六ℓである。つまり心臓から拍出された血液はおよそ一分で全身をめぐり、再び心臓にもどってくるということである。ものすごいジェット噴流で全身を駆け巡っているということである。その動きの大きな原動力は心臓の運動である。しかしそれだけでは一分で全身を一周身することは無理である。各組織では血液成分は津液にのって動いているのである。そして役目を終えると津液によって静脈管の中にもどってくる。そう考えるほうが自然ではないだろうか。

津液の動きは気の動きである。津液はあたかも海が多くの生物を包み込んでその生命活動の場を提供しているように、また守っているように、私たちの臓腑、骨、脳髄、その他すべてをその中に包み、気の流注とともに動いて私たちの生命活動を行わせている。津液の動きそのものが事実上の生命活動であるといえるのである。そしてそれは気そのものなのである。

八　正経十二経

経脈が走る道筋は、両手を頭上に挙げた人の立位を基本にしている。私たちが大地に立つとき、太陽に向かって立つよりも、太陽を背中で受けると眩しさがなく長時間立つことができる。そこで背中を太陽に向け、両手を挙げた姿勢から経脈の流れを見る。太陽の光が当たる領域を陽、影の領域を陰という。陽の領域を流れる経脈を陽経、陰の領域を流れる経脈を陰経という。

この時、後頭部、腰、脚背面、肩甲部、肘頭、小指などが最も太陽光を浴びる。そこでこの領

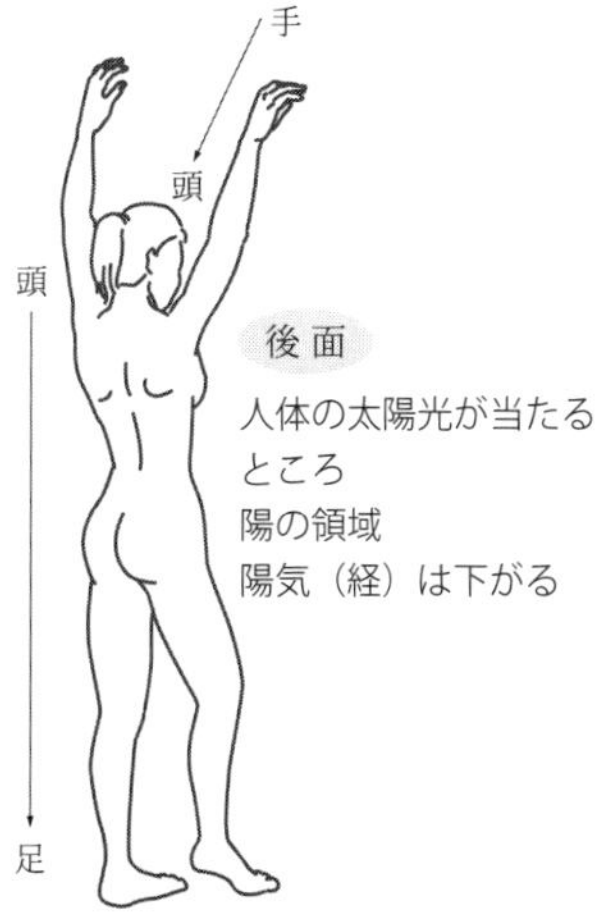

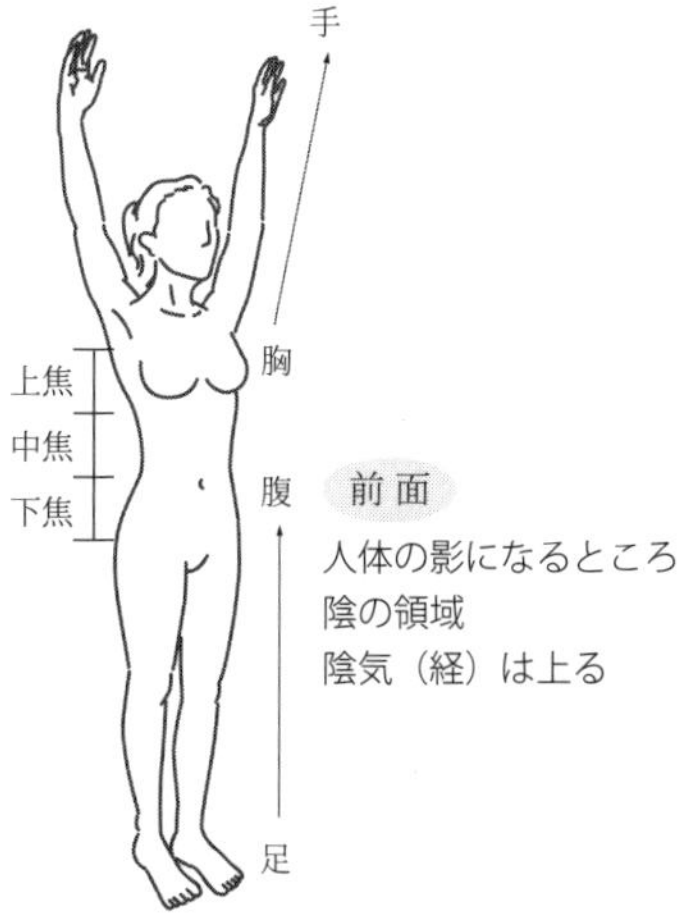

域を「太陽」と呼ぶ。

「太陽」の部分より太陽光が少しかげるのが、側頭部、耳、体幹の脇の線、脚の側部、上腕と前腕のやや内側、薬指などである。この領域を「少陽」と呼ぶ。「少陽」は「太陽」よりやや陰となる。

さらに太陽光がかげる部分を「陽明」と呼び、これら「太陽」・「少陽」・「陽明」が太陽の光が当たる陽の領域である。

一方、掌や腕の内側、足裏や脚の内側は太陽光がほとんど当たらない陰の領域である。この陰の領域もまた陽の領域と同様に、「太陰」、「少陰」、「厥陰」の三領域に分けられる。厥（欠）陰とは陰が欠けるという意味で、陰が極まり陽に転じることを意味する。

つまり陽と陰にはそれぞれに三領域あり、それぞれの一領域に一本ずつ経脈が流れている。そして一本の経脈は一つの臓または腑と関連している。経脈と臓腑は結ばれているのである。この関係は古代の賢人が経験的に発見したものと考えられる。

また陽と陰のとらえ方としてもう一つある。私たちが食べているものは天地の気を受けて発生している諸陽のものである。この陽のものを受ける器官である腑の経は陽経となる。つまり腑とは胃・小腸・大腸・胆・膀胱・三焦であり、これらの経は陽経となる。

これに比べて臓はすべて腑よりも体の深部にあって陰経となる。つまり臓とは肝・心・脾・

肺・腎・心包であり、これらの経は陰経となる（三焦・心包に関しては後述）。

　肺・心・心包は横隔膜の上にあり、脾・肝は横隔膜と臍の間にあり、腎は臍より下にある。つまり人の体は上・中・下に分けられ、それぞれを上焦・中焦・下焦と呼び、合わせて三焦という。焦とは体内に満ちている蒸気であり、体内において蒸気を発生させる熱気である。この熱気と熱気によって生じている蒸気の両方をあわせて焦気という。上焦にある臓は肺・心・心包であり、これらの経はそれぞれの臓から体表に出てきて手を上る。中焦・下焦にある臓の経は足から体表に出て腹へ上る。

　一方、腑の経はすべて陽経であるから体表を下る。

小腸・大腸・三焦の気は手から頭へ下る。

胃・胆・膀胱の気は頭から足へ下る。

地球の自然界において天（陽）の気は下り、地（陰）の気は上ると同じことである。

十二本の経の気は六臓六腑と密接な関係がある。それぞれの臓腑につながっているのである。六臓六腑の気は十二経を正確な道筋をたどりながら決まった時間に流れ、私たちの体と心を現出している。このため気の流注の何らかの異常が体と心に変化を生じさせるのである。

　経の気が氾濫している、あるいは枯渇している、流れるべきでないところを流れているなど、原因はいろいろあるが、いずれにしても気の異常が病気を引き起こす。これをもとにもどしてあげれば症状は消える。つまり病気は治るのである。

これは治水が自然災害を守ることと共通している。大気の異常が洪水や山崩れを引き起こし災害の原因となることと、気の流注の異常が人に病をもたらすことは同じ現象なのである。経の気を操作することで私は毎日患者を治療しているということである。経脈・絡脈とは私たちの心身を形つくっている気の道筋である。この経の状態を操作することで健康を得ることができるのである。気の流注の何らかの異常が体と心に変化を生じさせる。それが病的症状なのである。

私たちの心身をつくっている気の状態を知る方法がある。それは脈診である。患者の脈を診ることで本人の全身をめぐる気の状態を知り、治療を行う。ここでいう脈診とは、師から直接伝えられた技術である。経脈全体の気の状態、あるいは臓腑の精気の状態を知ることができるのは、両手首の橈骨動脈拍動部の脈状であるが、現在多くの書物に記されているものとはまったく異なっている。これは五世紀に日本に伝来した医学の脈診である。

気とは自然の法則であり、はたらきであるから、私たちには見ることも触れることもできない。しかし感じることはできる。それは空気と同じである。空気は見えないが風、熱気、湿気、乾燥、冷たさなどを感じることができる。またその動きは水の動きとして知ることができる。人身の気の動きも津液や血の動きとして知ることができるのである。それが脈である。あなた自身の心、つまり怒り、喜び、思い、悲しみ、怖れなどの感情。酸っぱい、苦い、甘い、辛い、塩味などの味覚。みな目には見えない。形というものはない。すべて自分で感じるのみである。

私たちの実体は目には見えないところにある。あなたは生きている。それは事実である。あなたという自己を持っている。しかしそれは見えない。感じるのみである。感じるのみのもの、それが本質である。経脈・絡脈とは気の道筋である。そしてこれらの活動が生命活動である。気が動き、それにともなって津液も動き、血が動く。するとさらに気が動く。するとさらに津液や血も動く。それの繰り返しが生命活動の実体である。

この医学では人をそのように捉えている。気の流注は天地自然の現象の法則であるが、その気の流注を経絡という形で封じ込めたものが生物であり人である。気を見ることはできない。だから気の道である経絡も見えない。解剖学的には存在しないことになる。なぜなら解剖は死体を対象としているからである。気は生きている事実であるから、死体にはすでに存在しないのである。肉体が骸と化した後、その人の気がどのようになるのか、それは宗教の領域であるので、この医学では言及していない。しかし生とは気を封じ込めた肉体である。気を操作することで心身を変える技術、それがこの医学である。

私は実際に気を動かすことで患者を治している。高血圧も膝関節症も風邪もインフルエンザも皮膚病も頭痛も治している。正経十二経の気の流注が心身を存在させていることは、十二経の気を動かすことで体と心が変化する現実から証明は簡単である。

陽気は下り、陰気は上る。大気にはこういう流れがある。天の気は最高の陽気であり、地の気は最高の陰気である。天の気は下り、地の気は上る。そういう気の繰り返しの中で生命が生まれ、その最初の生命が現在の私たちにつながっている。人が生きるのはこの自然法則の中だけである。というよりも、この法則を取り込むことでこの法則の中で生かされている。星の動きからその運気を知り自然現象を紐解き、同じ法則を人の生に発見した。そしてこの医学が編み出された。

人の体においては頭が天であり陽、足が地であり陰。頭から足に向けて陽気は下る。足から頭へ向けて陰気は上る。地球の天気と地気の間にあって、私たちの心身も同じ法則の気の流れをもって同じシステムによって存在している。

体の上から下へ、下から上へと縦に循環する気の流れを経脈という。主なものとして十二種類ある。この十二種類の経脈を互に結びながら体を横に循環する気の道筋もあり、これを絡脈と呼んでいる。これら縦と横の気の流れは私たちの体全体を形成し維持している。もちろん経絡は正経十二経のみではない。体の正中線腹側を流れる任脈、背側を流れる督脈、その他奇経八脈などがある。しかし私たちの生命活動を維持しているのは主に正経十二経であり、患者の治療においても主にこの十二経を使うのでここでは正経十二経の話をしたいと考えている。

さて、私たちは生きている。どうして生きているのか、生命というものが何であるか、まったく分からないが、生きているのは事実である。私は私の母親の子宮から産まれたが、なぜ私という存在がこの世にあるのかよく分からない。生命の誕生とは一体何だろうか。

この医学では、ある瞬間あるところに、具体的には一人の女性の胎内に気の凝縮があり、これがその人の本質である気となる。一人の人の誕生のきっかけとなる。この気を神と呼ぶ。この神は宗教的なものではない。その人の本質である気をこう呼んでいる。この世に二つとないその人自身である。その神という気から生という気ができる。これはその名のとおり生じる気である。すると同時に形ができる。それが命であり、体である。生という気と命という体が合わさってこの世に新しく産まれる人の芽、胎児となる。生は気であり形は無く陽、命は形そのものだから陰。生の陽気によって陰である形がつくられ、人となる。あらゆる生物は陽と陰の合わさったものである。

神と呼んでいる気、その人の本質とも言える気がなぜ現れて生ができるのか、それは解からない。精子と卵子の出会いによって起こるのだろうか。恐らく生き物の不思議である。

私たちは生という気とそこから命ができて、生と命の合体によって生まれてくる。生だけでも命だけでも誕生しない。気から形は生じ、生じた形がさらに気をささえる。気と形は互いに生じあいながら一体なのである。

生という気から命ができ始めると、そこに気の流注が始まる。陰気は上り、陽気は下る。自然界の法則にのっとって気は流れる。その流れとともに形はどんどん充実してくる。六臓六腑がつくられる。六臓六腑が胎児の体に形成されると、それぞれが一本の経脈を持ち、維持する。つまり十二本の経脈である。これが正経十二経となる。

十二経は絡脈によってつながれているので、十二経は全身を走る一本の経脈でもあり、始まりと終わりがない環である。この環には一日に一周身する大きな流注があり、その他に昼二十五回、夜二十五回周身する流注もある。また約三十分で一周身するという流れもあり、私たちはこの流れを利用して患者の治療をしている。一日に一周身する大きな流れは流注する臓腑の経脈によって時刻が知られている。

気の流注が始まる時刻と終わる時刻は互いにつながっている。これは十二経が一つの環だからである。そして一組の臓と腑は経脈のつながりが強い。例えば肺・大腸は強く経脈が関係している。肺から出た肺の経は大腸に絡みつき、大腸の経は肺に絡みついて互いに強く影響しあっている。この関係を臓腑の表裏関係という。表裏関係にある臓と腑の気の性質は似ているので一つにまとめて論じられることが多い。

九　五井穴

五井穴とは何か。私が伝承した医学ではこの五井穴というものを大いに利用して患者を治していくが、その理由をお話ししようと思う。

正経十二経の陽経も陰経もともに手足を走る。陽経は手の指先から頭を経由して足の趾先まで下る。陰経は足の趾先から腹胸を経由して手の指先まで上る。四肢は体のなかで最も運動が激しく、タービンのような効果をもたらしている。四肢の活動は気の流注を助けているのである。つまり四肢は陽気と陰気を生じさせる原動力の一つとなっている。私たちの全身を流注する気は六臓六腑と結びついているので、当然であるが、四肢の活動があってはじめて臓腑が生き生きと活動ができ、気の流注も円滑になるということである。

手の指や足の趾の先から体表に出てきた気は、雨水が地中に深く浸透して浄化され再び地表に泉として現れるように流れ出てくる。最初は一滴の滴が湧き出て、それが集まり泉となり、小さな流れをつくり、せせらぎとなり、集まって少し大きな流れとなり、川となり、大河となり、やがて海を目指していく。その一連の水の動きと同じように経脈の流注はある。

体の内部から体表へ気が出てくる部分、つまり気の泉というべきところを井穴と呼ぶ。前述したように穴とは経絡上にある「アナ」である。それは概念ではなく、実際に肉体に触れたときに感じられる「クボミ」である。骨と骨の間にあるときもあり、肉と肉の間にあるときもある。その「アナ」が重要なのは、ここが気の出入り口であり流注そのものに接触して操作できる部分だからである。この穴を使って経の気の状態を変える。この時、道具として最も適しているのが鍼である。鍼を用いて穴を利用して気を動かしていく。これがこの医学である。

井穴とは、その経の気が初めて体内から体表へ出て来たり、反対に体表から体内へ侵入していく穴である。だからその経の純粋性が最も高く保たれている。急性疾患や重篤な病を治す際には井穴を用いることが多いが、その経への効果が最も強い穴が井穴だからである。井穴から出た気が少しずつ増えてくる。一滴の湧水が溜まっていくところである。その部分を栄穴という。自然界で少しずつ溜まった泉水がある容量を超えると低地に注ぐように栄穴の気はやがて注がれて兪穴となる。小さなせせらぎが幾つかまとまって少し大きな流れをつくるように兪穴の気も進み、経穴となる。川が大きくなりさらに大河や海へ入っていくように気の流注もさらに体幹へ近づき流れを増して大きな流注に入っていく。この部分を合穴という。

井穴、栄穴、兪穴、経穴、合穴、以上の五つの穴が五井穴という。五井穴は手指・足趾から肘・膝までのところにあり、体幹へは達していない。五井穴は四関（肘・膝）を越えないのである。五井穴は身体の中で最も運動する部位にあり、絡脈がまだ少なく、他の経との関わりが少ない。そのため他経からの影響をうけにくく、その経の気をよく保っている。四関を越えると、経脈は絡脈とのつながりを強めるためにその経の純粋性が落ちる。一つの経の気を変えるには、他経とのつながりが少ないほうがより効果的である。そこで五井穴を治療に用いるのである。大河を治水する工事は困難だが、まだ小さな川の段階で治水を行うのは比較的簡単であるのと同じである。

穴は全身に三六十有余あり、それぞれが治効を持つが、私が伝承した医学では治療の大半を五井穴の運用で行うのはそのためである。

十　正経十二経　各論

（一）手の太陰肺経は
四時から六時に流注する

朝日が昇るころ（朝四時ごろ）中焦（胃のあたり）から流注が始まり、下行して大腸に絡む。そののち上行して横隔膜を貫き肺に入る（属す）。さらに肺から上行して鎖骨の下まで来る。鎖骨の下の中府という穴から体表にあらわれ腋下に至り、上腕内側から肘窩、さらに手首内側から親指の先に達する。

肺経の気は肺臓の精気による。その流注は肺に入り、しかも大腸に絡んでいる。手の太陰肺経の後、流注は手の陽明大腸経につながる。後述するが、大腸経は大腸に入り、肺に絡む。つまり二つの経は互いに属しあい、絡みあい、密接な関係にある。経脈がつながりあった臓と腑の関係を臓腑の表裏関係という。一対の臓腑は経がつながっていることから性質がよく似ているために、一つのグループに分類されて論じられることが多い。肺と大腸は金経である。

肺経では手の親指の先端から肘窩までの間に小商、魚際、太淵、経渠、尺沢という五井穴がある。手の太陰肺経の治療には主にこれらの穴を用いる。肺は上焦にあり、六臓六腑の最も上で体内の内臓すべてを覆っている。その様子から肺は蓮華の蓋（ハスの花のフタ）とたとえられる。またその中心に心臓を包んでいる。心臓は常に拍動を続けていることから猛烈な熱気を出しているが、肺はその熱を放散するラジエーターの働きをしているのである。

私たちが食べたり飲んだりしたものはすべて横隔膜の下にある胃に入る。その飲食物は中焦・下焦の熱気に蒸されて精気（気味）のなかでも最も清いものが取り出される。最も清い気は最も細かい蒸気であるから、その軽い霧のような気が横隔膜を通り抜けて上焦に

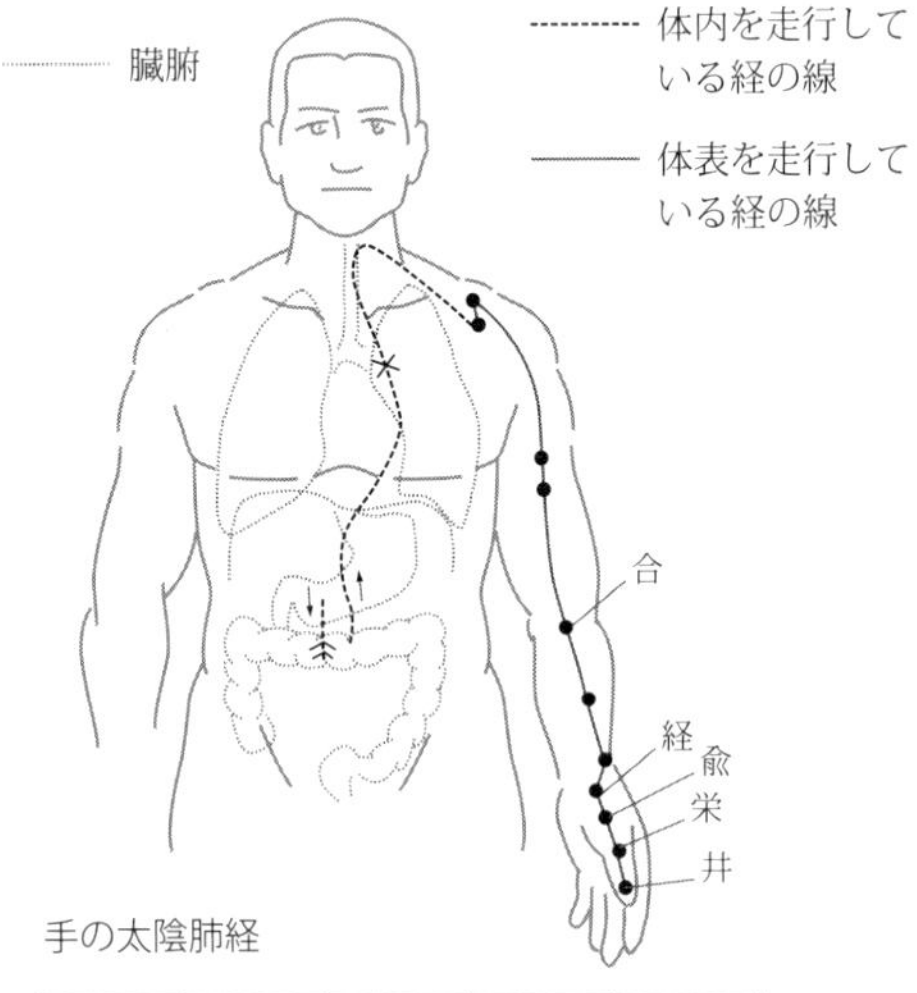

手の太陰肺経

井穴	栄穴	兪穴	経穴	合穴
少商	魚際	太淵	経渠	尺沢

ある肺に降りそそぐ。肺はこの清澄な気を集めて全身に染み渡らせている。心臓の熱を冷ましているのはこの清く冷たい気であり、さらに頭部を冷やして悪い熱気から頭部を守りさらに上半身全体の体表を守っている。肺は呼吸によって外部から新鮮な空気をも取り入れているので、心臓のラジエーター機能は空冷と水冷の二つによっていることになる。

肺経に変動が起きると皮毛や背中に症状が出やすいが、咳、肩背痛、肘痛、上腕・前腕の内側痛（経にそって）、手掌の熱感、呼吸ができない、鼻水などの症状もある。また、頻尿や皮膚病の原因にもなる。肺経の気は肺の精気から来ているが、肺の精気は飲食物のなかで「辛い」という気味から生じている。「辛い」という味は肺の薬でもあり、肺の気を変動させて病を起こす原因にもなる。肺が体表に現れた竅（あな）は鼻であり、肺の液は鼻水、肺の気が表にあらわれると、悲しく憂鬱な心になる。

（二）手の陽明大腸経は
六時から八時に流注する

朝六時ごろになると手の太陰肺経が親指の先に至るが、途中で示指へ絡脈が流れて手の陽明大腸経の流注が示指の端から始まる。

大腸経は示指の先端から前腕と肘の上廉（カド）をぬけて肩まで行き、鎖骨上から体内へ入る。体内を下行して肺に絡み、横隔膜を通過して大腸に属する。一方、鎖骨上から枝脈が伸びて頸の後ろ、頬、上歯肉、口唇を通り、鼻の下で左右の流れが交差して最後に鼻孔の傍らに達する。大腸経の体表での流注全体を眺めると、手の示指、肘外側、肩、上歯、鼻となっている。

第一章で原因不明の歯痛で悩んでいた患者の話を思い出していただきたい。この患者は上歯の痛みで苦しんでいたのだが、歯医者へ行っても虫歯は無くレントゲン撮影をしても異常無しだった。そこで歯医者には治療方法が分らなかった。含嗽薬と鎮痛剤を処方しただけであった。患者が何度目かに受診に行くと、精神的な問題だと言われたということであった。ところが私がこの患者から相談を受けたとき「原因不明の歯痛」と聞いただけで治療方法をおおよそ想像できた。手の陽明大腸経だろうと感じたのである。そしてすぐに歯痛でも上歯のトラブルだろうと思った。実際に脈診すると大腸経が悪かっ

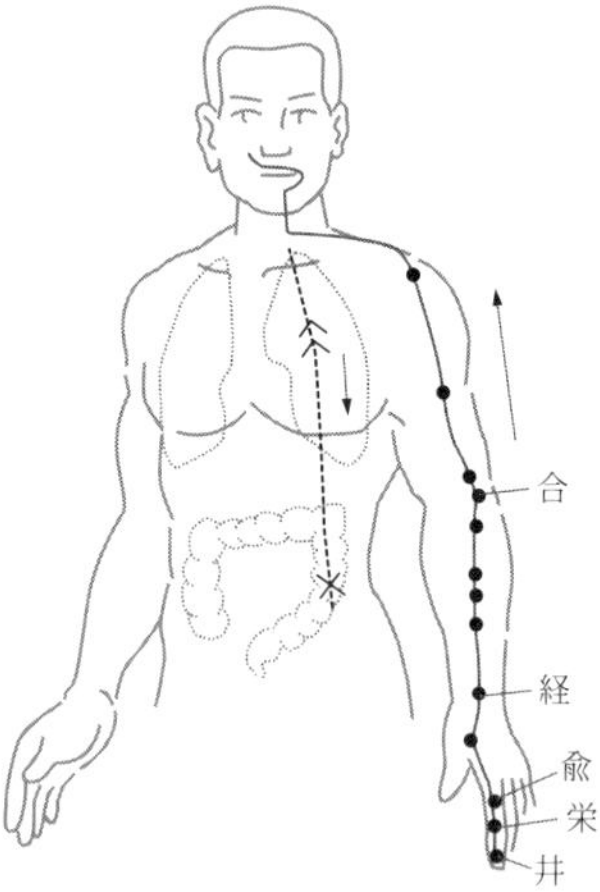

手の陽明大腸経

井穴	栄穴	兪穴	経穴	合穴
商陽	二間	三間	陽谿	曲池

た。そこでこの経を治療した。案の定、患者が悩んでいた痛みは一回の治療で嘘のように解消した、というわけである。

人の心身は経脈の気の流注によって形成・維持されている。経脈の気の変動はすぐに心身の変化に結びつくのである。

大腸経の治療に用いる五井穴は示指から肘外側の間にある。商陽、二間、三間、陽谿、曲池の五穴である。大腸経の変動によって起こる症状は、上歯痛、示指の痛み、肘や腕を使えない、膝の病、のどの病、(嚥下障害、のどの異物感、声帯マヒその他)、呼吸困難、肩痛(四十肩・五十肩など)、頬の腫れ、首が回らないなどがある。大腸は肺と表裏の関係にある腑であるから、その性質は肺と同じであり、その気のもととなるのは飲食物の「辛い」という気味である。また肺とともに皮毛を養い、その心は悲しい・憂鬱で、その竅は鼻、液は鼻水である。

飲食物は胃に入ると津液と混合されながら蒸されて最も清澄な気が肺へのぼる。残りは発酵しながら中焦においては中焦の臓腑を養う気を出し、下焦の大腸ではさらに発酵がすすんで最も濁った残りかすとなっていく。飲食物は自然界の発酵現象と同じ過程で変化していく。大腸においては酒の醸造過程で清酒を絞ったあとのもろみのような状態で、さらに醸造するとアルコール度数が高い焼酎ができるのと同じである。大腸の内容物は最も強烈な熱気を出している。大腸は肛門を通じて体表とつながっているためにこの熱気は肛門を通じて体表を守っている。肺は清くて軽い気によって体表を上から守り、大腸は強力な熱気で下から体表を守っているのである。大腸の熱気は強いため、これに異常があると様々な病気を発症しやすい。特に皮膚病はすべてアセモもアトピーもオデキも蕁麻疹も、原則として大腸の熱気の異常によって生じるのである。

（三）足の陽明胃経は八時から十時に流注する

朝八時、顔に至った大腸経は顔から足へ流注する胃経に連絡する。胃経は鼻の横から起こり鼻根へ、そして下に向かい上歯肉の中に入る。唇の下をめぐって下顎の廉（カド）から一本は額（コメカミの上）に至る。もう一本は下顎の廉から喉嚨部、鎖骨上部へ、ここで体表を進む枝と体内へ入る枝に分かれる。

体表では鎖骨上部から胸、腹、鼠径部、大腿前部、膝前部、脛骨外縁、足首、足背、第二趾の外側へ至る。足背では絡脈が出て第一趾の内側へ向かい足の太陰脾経と連絡する。鎖骨上部で体内に入った支脈は横隔膜を突き抜けて胃に属し脾に絡む。胃経は顔から足まで体の前面を流注している。

その体表の道筋をみると鼻、目の下、下歯、顎、喉嚨、胸、腹、鼠径部、膝、第二趾となる。胃経に変動があるとこうした体の部位に症状が起きる。例えば蓄膿症、口や唇が乾く、目がヒクヒクしたり痛む、下歯痛（歯肉炎・齲歯など多種）、口内炎、顔面マヒ、顎関節症、咽の病気（甲状腺などを含めて）、乳の病気（乳癌、乳腺炎など）、股関節痛、脚のしびれ、膝痛などである。これらはわずかな例であり、病気の種類は数えきれない。胃経は顔の広範囲を流注していることから、顔のシミや雀斑、目の下の膨らみ、頬のタルミなどの原因になっていく。胃経を治療することで蓄膿症も膝痛も、顔のシミも解決していく。原因が足陽明胃経の乱れだからである。

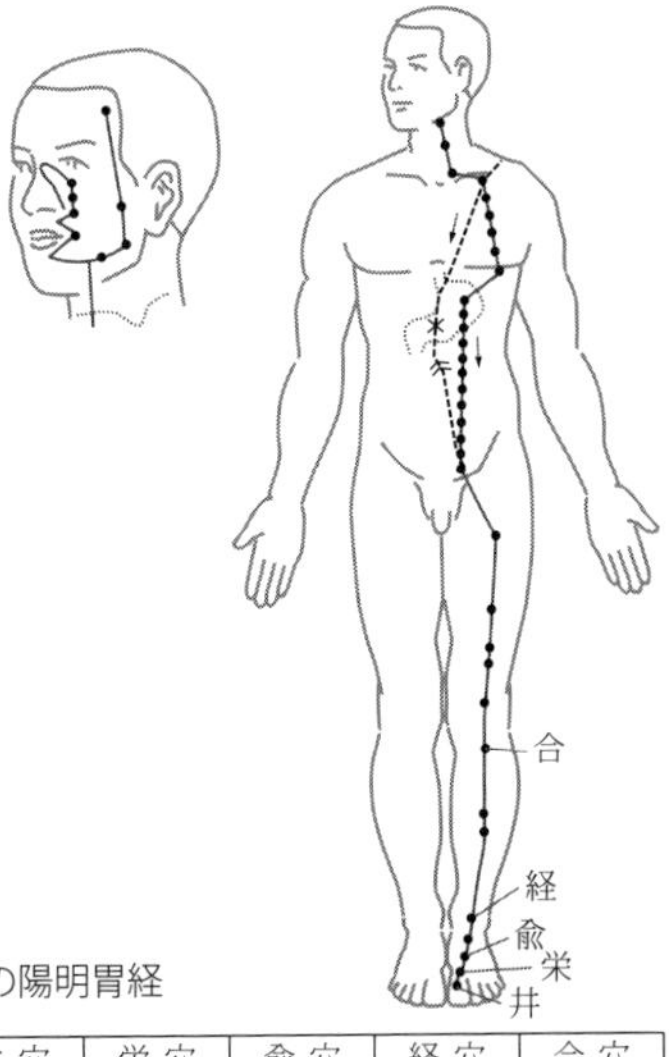

足の陽明胃経

井穴	栄穴	兪穴	経穴	合穴
厲兌	内庭	陥谷	解谿	足三里

　胃経の治療に用いる五井穴は第二趾から膝までの間にある。厲兌、内庭、陥谷、解谿、三里の五穴である。胃は後述の脾と表裏の関係にある腑であるためその性質は同じである。その気は飲食物の「甘い」という気味から生じ、竅は口唇、液は涎である。その気は「思

う」という心になってあらわれる。

昔から「腹は野原」と言われるように、今ではテレビ放送で「大食いコンテスト」が何度も企画されて放送されている。それほど胃とは、そのような特徴を持つ腑である。膨大な量の飲食物も飲食物であればすべて胃で受け入れられる。この時、胃では塩酸を胃壁から噴出するがその量は一日に約一・五リットルである。つまり一日三食とすれば一食あたり〇・五リットルである。胃酸の他にも胃は消化液を分泌し、その全量は食べたものの量の五〜六倍であると言われている。

一回あたりの食事量を一リットルとすると、胃での消化液の全量は五リットルから六リットルとなる。食事量が一・五リットルであれば七・五から九リットルにもなる。飲食物はこの大量の消化液を加えられて酸性の粥状となって腐熟されて十二指腸へ送られる。すると十二指腸で胆汁やインスリンを混入されて酸性から中性化される。そしてさらに細かく分解されて小腸へ入っていくが、この時も胃の場合と同様に十二指腸で五〜六リットルの液が分泌される。胃と十二指腸から分泌された液によって飲食物は膨大な量となっているはずである。塩酸や胆汁やインスリンの量を合計しただけではその総量は大したものではないが、これらとは別の液の分泌量は飲食物の五〜六倍ということから、小腸へ送られるものは相当な量の流動物となるのである。まさに怒涛といった状態である。

消化とは、食べた物が粛々と消化酵素分解を受けながら消化管を下って尿と便になるのではない。胃に入った食べ物は大量の津液の歓迎を受けて、ダイナミックに発酵していく現象なのである。そしてその過程で発酵の度合いによって津液に移動していく熱気が変化していく。胃で津液に移動する熱気と十二指腸での熱気、小腸での熱気、大腸での熱気、これらはすべて異なり、それぞれの部位にある臓腑に最適の熱気が発酵度合いと絡み合い、津液に移動して臓腑を養うのである。これによって飲食物の精気が津液に移動しながら各部に浸透していく。飲食物の腐熟にともなって分泌される大量の液は津液であり、腐熟の段階によって取り出される熱気を浸み込ませて体の必要な部分に必要な性質の熱気を移動させていくのも津液なのである。

こうした津液の躍動的でダイナミックな働きが飲食物の精気を摂り入れる瞬間であり、一般的に「消化」と言われている生命活動なのである。それは「消化」ではなく「津液の波」である。

私たちはそれぞれの食べ物が持つ特異な精気を取り入れている。食べ物は脂質・タンパク質・炭水化物・ミネラルなどといった組成でできているのではない。同じ緑黄色野菜であるホウレンソウと小松菜は、たとえ同じ緑色野菜であってもホウレン草はホウレン草の気であり、小松菜は小松菜の気なのである。

（四）足の太陰脾経は
十時から十二時に流注する

足陽明胃経の流注が午前十時ごろ終わり、足背から分かれた気が第一趾に届き、足太陰脾経の流注が始まる。第一趾内側から流注は始まり内果を上行して脛骨・膝・大腿の内側前廉を通過して鼠径部から体内に侵入して脾（膵臓を含む）に属したのち胃に絡みさらに上行して横隔膜を通過し、食道に並行して舌根から舌下に分散する。

胃からは支脈が走り出て別の流注をつくる。これは横隔膜を過ぎて心中に注ぎ心の経脈である手少陰心経と連接する。ここから次の手少陰心経の流注が始まる。朝十時に始まった脾経の流注は正午近くに終わり、心中から次の心経の流注につながるのである。一方、鼠径部から体表を行く流注があり、これは腹部から胸までのぼって終わる。

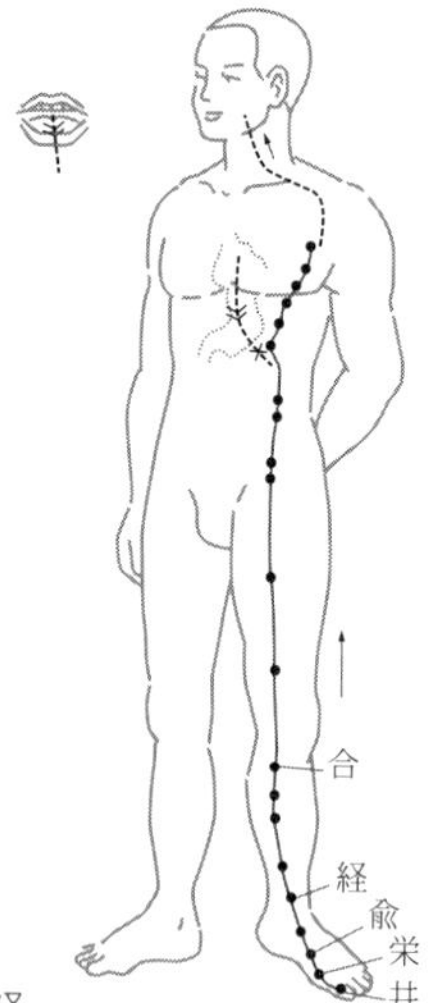

足の太陰脾経

井穴	栄穴	兪穴	経穴	合穴
隠白	大都	太白	商丘	陰陵泉

脾経が体表を走る部位は、第一趾、下腿内側、膝内側、大腿内側、鼠径部、腹、胸である。この経に変動があれば、例えば外反母趾、痛風、膝痛（X脚やO脚なども含めて）、婦人病（月経痛、月経不順、不正出血、不妊など）、腹部膨満、浮腫、疲労感（体が重くて動けない）、節痛（体の節々が痛む）、舌の病気（舌がまわらないという軽症から舌癌まで）、動悸、などである。水を飲むだけで体重が増えるなどといった症状はこの経をととのえるだけで比較的簡単に治る。

脾の精気は胃と同様に「甘い」という気味から補充され、竅は口唇、脾の気によって養われるのは肌肉である。脾が悪くなると肉体が異常に膨張して重くて仕方がないとか食べなくても体重がまったく減らない、などという症状がでるのは脾胃が肌肉を養っているからである。またそのような時は必ずといってよいほど口唇に異常が生じる。口周囲のできものやシミ、唇が切れるなど色々である。脾胃の精気が「甘い」気味であることから、甘いものを多食する人に脾胃の病気が起こりやすい。

脾の気がおもてにでると「思う」という感情になる。正常であればこの気は「意智」（知恵）として心をはたらかせるが、乱れると一つの事柄に悩み込み、あるいは思い込み、堂々巡りを繰り返してそこから脱出する知恵も出せず無為に過ごしてしまうという症状になる。

現在は精神的疾患で苦しんでいる人が多いが、それは脾胃の気を病んでいる人が多いということである。ここに食事の問題がある。甘いものを摂りすぎる傾向がある現在では精神的な疾患が増加するのは当然といえるのである。

足太陰の五井穴は第二趾の内側先端から膝内側までにある。隠白、大都、太白、商丘、陰陵泉の五穴である。脾胃には、飲食されたものすべてを受け入れて精気を取り出し、六臓六腑に分配する働きがある。それぞれの臓腑は分配された精気から自分の気を生じさせるのである。「生じさせる」という特徴から、脾胃を「土経」と呼ぶ。「土」はあらゆるものを吸収し、すべてのものを生じさせる存在だからである。土は湿気を吸収し、また湿気を生じる。そこから脾胃も湿気を生じ、また脾胃の気は湿気の影響を受けやすい。

脾胃の経に変動が起こると肌肉に湿気が蓄積されて体に浮腫が生じたり膨張したりする。すると体が重くて動けないとか、全身の節々が痛いというような症状が起こる。もちろん、水を飲んだだけでも太るという症状も原因は脾胃の気の変動である。ダイエットに努力しているのに体重が減らないというような人は脾胃の治療をすればすぐに体重はおちるのである。

（五）手の少陰心経は十二時から十四時に流注する

心からは下る支脈が一本あり、上る支脈が二本ある。下るものは横隔膜を貫き小腸に絡む。上るものの一本は心から食道に並行して頭部まで上り眼球内で脳に連なる脈（これを目系という）に連接する。

もう一本は心から上行して肺に至り、腋下で体表に出てきて、上腕内側にそって肘内側、前腕内側後廉、手首、小指内側末端に届いて終わる。途中、小指内側から外側へ絡脈が出て次の手太陽小腸経につながる。

母体内において、神気から生という気が現れると血ができ、最初にできる臓が心である。生命の誕生から拍動を開始して生命の終焉まで拍動を止めない。一日に八トンの血流を動かす。この活動にともなう発熱は「生命の火」そのものである。精という

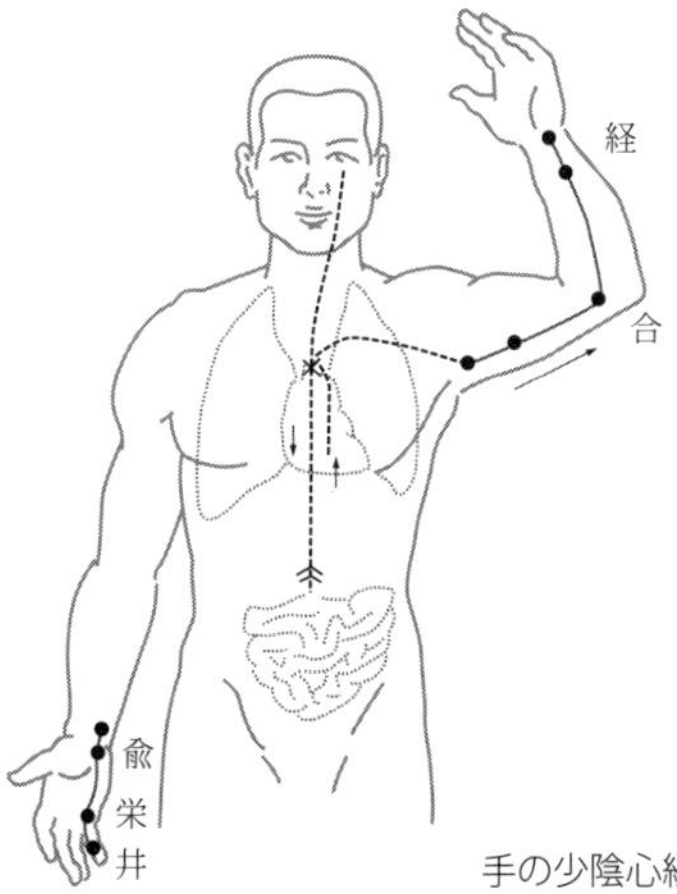

手の少陰心経

井穴	栄穴	兪穴	経穴	合穴
少衝	少府	神門	霊道	少海

気が地球の自然活動を含めた宇宙全体の運行の流れである天地自然の法則であるとしたこの古代文明では、心は宇宙で正確な軌跡を刻む一つの星と同じである。気の凝縮によって形を得た心身の主人である心は、誰からも支配を受けずにその生命の終わりまで正確な動きをつづける。

「素問」に「心は君子の官たり」とある。また「心は身の本、神の変あり（心は体の根本であり、神の意志そのものである）」ともある。心は生命の精気であり神をしまう臓であるということである。心はどの臓腑からも独立している。そのために心を守るために心を包む心包があり、また心と表裏関係にある小腸経があり、さらに心包と表裏関係にある三焦経があって心を守っている（つまり一臓二腑が心を守っている）。

心が一人で病になることはない。心が病む前に心包経・小腸経・三焦経の三経が変動を引き受けて心を守るが、それでも防ぎきれない場合は心に邪気が到達することになる。心臓そのものに何らかの症状が起きるということはかなりの重篤な病であるといえる。

心経は小腸に絡み、小腸経は心に絡み、心と小腸は表裏関係にある臓腑である。また心包は心を包み込む心と一体の臓であり同じ性質を持っている。また心包と三焦もまた表裏関係にあるので、結局のところ心と密接な関係であり同じ性質を持つのは小腸・心包・三焦となる。これらはすべて同じ性質を持っている。これら臓腑の気を補充するのは飲食物の「苦い」という気味であり、竅は舌で、液は汗、心の気が表にあらわれた時の感情は「笑」である。心は生命が終わるまで血を全身に送る続ける生命の大本である。心が養うのは「血脈」である。

手少陰心経の五井穴は手の小指の内側先端から肘内側までにある。少衝、少府、神門、霊道、少海である。

（六）手の太陽小腸経は十四時から十六時に流注する

正午に流注を始めた心経が午後二時に小指内側に至るとそこから小指外側へ絡脈が出て小指外側末端から手太陽小腸経の流注が始まる。小指外側からそのまま掌外側、前腕外側、肘頭辺、上腕外側廉、肩関節、肩甲部、鎖骨上部、後頸部、頬部そして耳中に至る。体内へ侵入する流注は二本あり、一本は鎖骨上部から下って心臓に絡み食道にそって横隔膜を貫いて胃部から小腸に属する。別の一本は頬部から分かれて顔面内に入り内眼角に至る。ここで次の流注となる足太陽膀胱経に接していく。

小腸経の流注をまとめると、小指、肘頭辺、肩背、肩甲部、頸、内眼角そして耳中である。

小腸経に変動があると腕や肘の外側部痛、肩痛（腕が上がらないなど）、肩甲部の病、目の病（見えない・白内障その他）、頸や項の強ばりや痛み、耳の病（聞こえない・耳鳴りなど）などである。もちろんこれらの例はほんの一部である。私の患者の中には原因不明の肩背痛や肩甲部の極度のコリ・痛みを訴える者が多いが、およそ小腸経が正常になると完治する。

　手太陽小腸経は前述の心と表裏関係にある腑であるところから、その性質は心と同様である。その気を補充するものは飲食物の「苦い」という気味であり、竅は「舌」であり、その表にあらわれた心は「笑」である。手太陽小腸経の五井穴は小指から肘頭辺までにある。少沢、前谷、後谿、陽谷、小海である。足陽明胃経でも前述したが、小腸は胃と十二指腸に続く消化管であり約六メートルある。

　胃の内容物は胃液、インスリン、胆汁などとともに分泌された大量の消化液によって膨

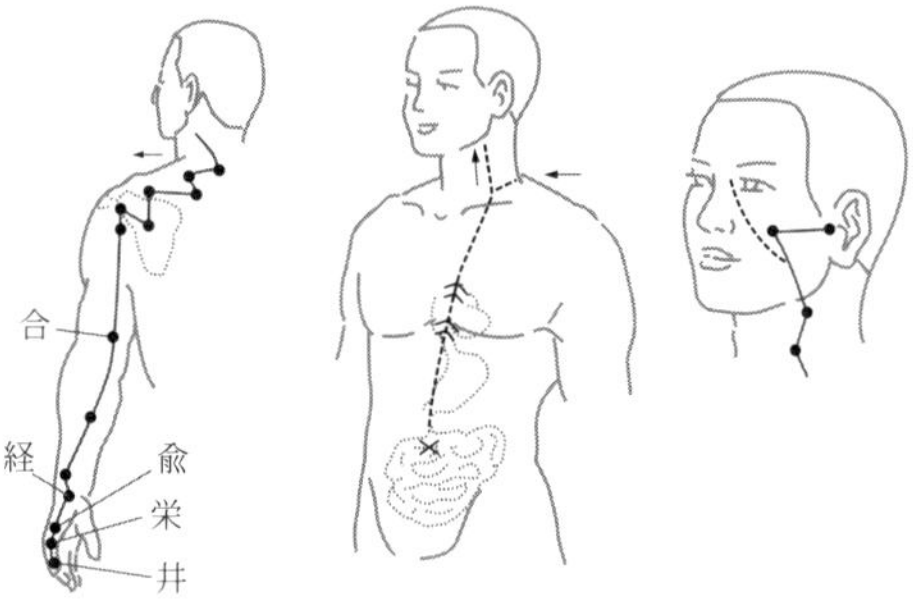

手の太陽小腸経

井穴	栄穴	兪穴	経穴	合穴
少沢	前谷	後谿	陽谷	小海

大な量となって小腸へ流入してくる。この粥状液の大半は津液であり、この津液を還流していくのが小腸の役割の一つである。臍の上二寸のところで再吸収する津液と排泄する残渣を分け、液を膀胱へ送り、残りを大腸へ進めていく。膀胱はいわゆる沈殿池である。つまり下水処理施設で汚水を浄化する際にいったん沈殿させて異物を取り除く池があるが、膀胱はこの沈殿池の役割を体内で行っている。小腸から膀胱へ移動した汚れた津液は膀胱内で沈殿作業を受けて汚れたものは膀胱下部に貯まり、綺麗な上澄みである津液は体内に還流される。汚れて還流できない津液は膀胱の下部に溜まり、尿として排泄されていく。

膀胱の働きについては後述するが、小腸は粥状に腐熟された飲食物を津液と残渣に分ける腑なのである。

（七）足の太陽膀胱経は

十六時から十八時に流注する

小腸経から気を受けて、膀胱経は目の内角から起こり額へ上行する。額からはそのまま頭頂部、後頭部、項、肩甲部へ進み脊柱の両傍を背から腰、臀部まで下る。腰部から支脈が出て体内へ入り腎臓に絡みさらに膀胱に入る。肩甲部からも枝脈が出てこれも同様に脊柱の両傍を臀部まで下り、下腿背面、膝窩、ふくらはぎ、外踝後方、小趾外側端へ至る。

ここから絡脈が出て足裏の湧泉穴へ行き、足の少陰腎経の流注につながる。

膀胱経の流注を見ると、目の内角、頭頂、後頭部から体の背面全体にわたる。この経に変動が生じると、例えば目痛、項や背中、腰、臀部、膝、ふくらはぎなどの痛みやコリ、額、頭頂、後頭部などの痛み、跟の痛みなどを起こすことがある。あるいは痔の原因となることもある。

ふくらはぎが攣って痛いという人は多い。あるいは腰痛にいたっては多くの人に経験があるはずである。一人で立って歩くことができない腰痛患者が治療後しっかりと一人で立って歩いて帰るというケースは珍しくない。足の太陽経をととのえれば、こういう不思議なことが起こるのである。

膀胱は次に説明する腎と経がつながり、表裏関係にある。膀胱は腎の下にあり、小腸によって下焦に滲入した津液を受けて蓄えて尿として排泄する器官である。つまり消化活動

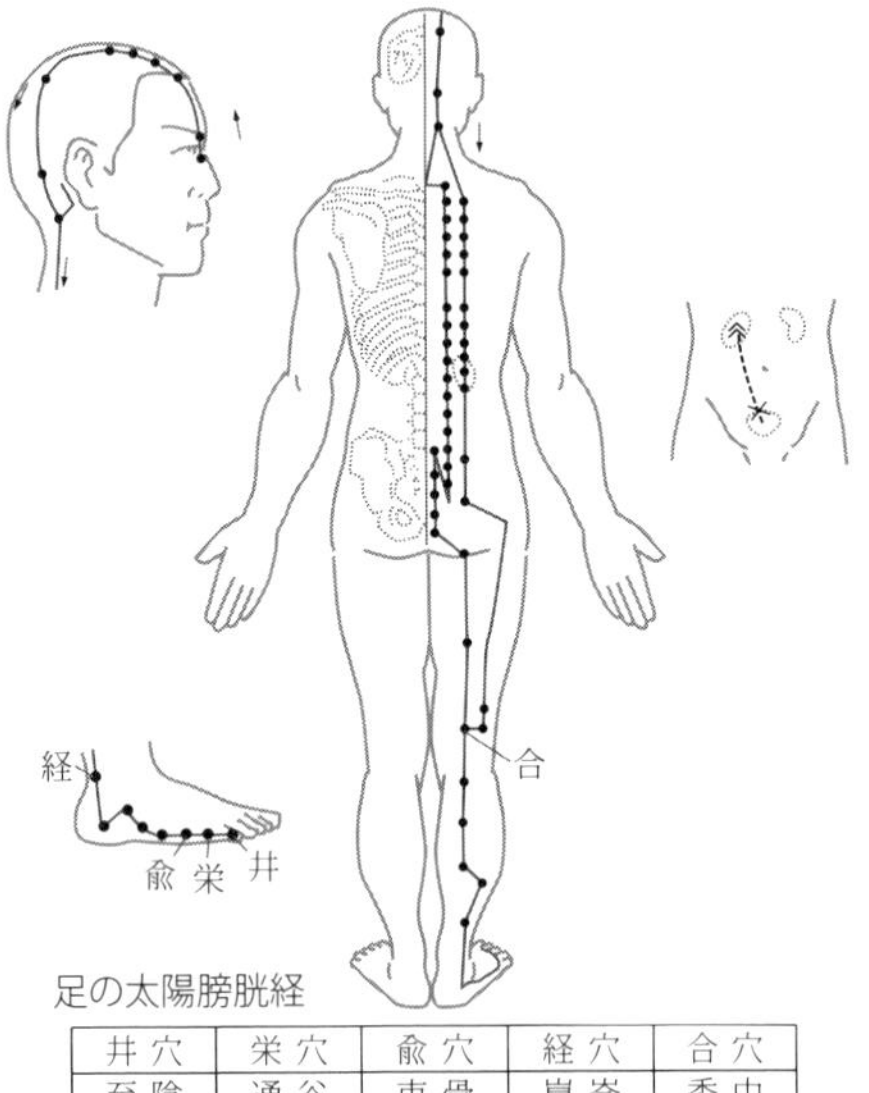

足の太陽膀胱経

井穴	栄穴	兪穴	経穴	合穴
至陰	通谷	束骨	崑崙	委中

にともなって生じた汚れた津液を蓄え沈澱池として働いている。溜まった津液の上澄みは再吸収され下部に貯まったものを尿として排泄していることは前述したとおりである。

尿の排泄に関しては、解剖学的には未だ完全には解明されていない。膀胱の容積は約一〇〇ミリリットルで、四00ミリリットルまではあまり尿意を感じないで四〇〇ミリリットルを超えると尿意をもよおすとなっている。例えば一日に五回排尿があったとすれば二〇〇〇ミリリットルの排尿があったことになる。一日に五回という排尿は少ないほうかもしれない。すると一日の排尿は二〇〇〇ミリリットル以上であろう。しかし腎臓で血液が濾過されて尿として膀胱へ運ばれる量は一日に約一〇〇〇〜一五〇〇ミリリットルであるとされている。この値は実際の排尿量よりもかなり少ないということになる。この量の差は、膀胱が沈澱池として津液の再吸収を行っていることの証であろう。膀胱で沈殿されて排泄される汚れた津液と腎臓で濾過された血液からくる汚れた津液の総和が二〇〇〇ミリリットル以上ということである。

膀胱は大腸とともに体内を浄化する重要な器官であるということは確かである。

（八）足の少陰腎経は

十八時から二十時に流注する

第五趾から足裏に絡脈が走り、午後六時に足心部から足の少陰腎経の流注が始まる。この足心部の穴が有名な湧泉穴である。気の流注は湧泉穴から内踝の後方に沿って踵に入る。ここから下腿内側を上り、膝内側、大腿内側後縁、仙骨端に入り支脈が一本体内に入り上行する。この枝脈は体内脊柱を上り、腎臓に入った後、下行して膀胱に絡む。

腎に入った経はそこから上行して肝と横隔膜を通過して肺中に入り二本に分かれる。一本は咽喉をめぐって舌根部を挟む。もう一本は肺から心臓に絡み胸中に流注して次の手の厥陰心包経と交わる。

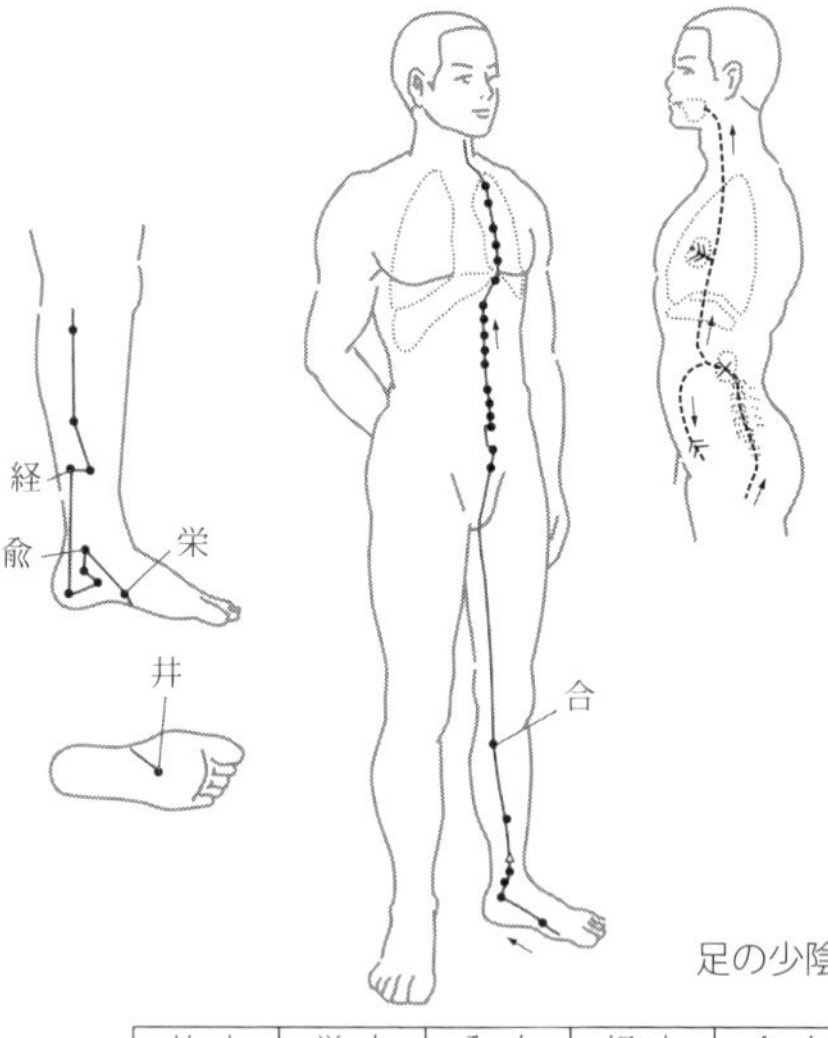

足の少陰腎経

井穴	栄穴	兪穴	経穴	合穴
湧泉	燃谷	太谿	復溜	陰谷

腎臓は二個で一組であり、両方とも臓のなかでも最も深く安定したところにある。その左右の腎の間は腎間の動気といい、いわゆる臍下丹田、生命の根源である。腎の力は生命力そのものである。この経に変動があれば生命力に影響を受ける。つまり生きるための欲を失ってしまう。空腹になっても食べられない。空腹を感じても食べたいという欲、食欲が出ない。活力を失い、理由もなく寝ていたい。視力を失ってはいないのに、物を見ても見えない。わずかな音にもビクビクする。つまりすべてに欲を感じられない。例えばそのような症状が見られる。腎の精気とは生きる欲なのである。また、経脈の道筋に沿って、咽が腫れたり、心臓が痛くなったり、口が乾いたり、足裏の冷えや痛みなどが生じる。

私たちの身体は気の流注によって形成・維持されている。生きているということは私たちが気の流注を取り込んでいるということである。と、いうよりも私たち自身が気（精気）の凝縮であり、気の流注そのものが生命活動なのである。その気・精気をつかさどっているのが腎である。

人はみなこの世に誕生したときに百二十歳の寿命が与えられている。この寿命とは腎の気である。加齢には個人差が大きいが、これは個々人の腎の精気の盛衰によっている。二十代でも腎気が衰えていれば老人といえるし、反対に年金の給付を受けるような年齢でも腎気が盛んであれば老人とは言い難い。老人の規定とは実年齢ではなく腎気の盛衰によるのである。

腎の精気は鹹（海水の塩辛さ）という気味から生じる。塩が私たちが生きていくために必須であるのは、腎気のもとであるためである。窮は耳、液は唾、腎の精気が表に出ると「怖れ」という感情となる。この性質は表裏関係にある膀胱も同様である。先日テレビを観ていたら宇宙飛行士の古川氏が宇宙空間での経験を話していた。無重力の空間では上下がまったく無くなるそうである。私には経験がないから実感できないが、宙に浮かんだ姿勢で前へまっすぐ飛ぶには、臍下丹田を意識してそこに力を入れて体を押し出さねばならないそうである。そうしないと体を前進させようとしてもグルグル回転してしまうのだという。

すべての武道は臍下丹田に気を集中させるためにある。丹田に気を充実させることで腎気を増し、怖れを撃退させられるような強靭な精神をつくるのである。単なる呼吸でさえも丹田を意識して行うと、内臓をととのえて身体を活性化させることができる。

この医学での治療は座位で行う。これは気を動かした衝撃を丹田で受け止められるようにするためである。刺鍼によって気を動かせば少なからず衝撃が全身に生じるのは仕方のないことである。散漫な姿勢ではこの衝撃をきちんと受け取れない。体の芯で受け止めるには座位で治療することが大切なのである。

加齢により腎気が衰えると白髪が生じ、腰が弱くなる。しかしたとえ若くても腎気が衰えれば若白髪となってしまう。また腎の精気が表に現れると「怖れ」の心となる。食欲をそそられたときに口中に溜まるのは唾液でありこれは脾経・胃経の液である。怖れによって腎経の気が動くとき口中に溜まるのが唾である。同じ口中に溜まる分泌液でも変動した経の気によって異なるのである。

腎経の穴は左右それぞれ二十七穴あり、治療に用いる五井穴は、湧泉、燃谷、太谿、復溜、陰谷である。

（九）手の厥陰心包経は
二十時から二十二時に流注する

胸中において足の少陰腎経からの気を受けて午後八時に手の厥陰心包経の流注が始まる。心包とは心を包んでいる脂の膜である。心と一体となって心のすべての働きや活動を制御している臓であり、また心を邪気から守っている重要な存在である。

その流注は胸中から起こり、心包に入ったあと下に向かって横隔膜を通過して胸部から腹部に至り三焦（上焦・中焦・下焦）全体に絡んでいる。胸内からは支脈が出て腋下から体表に出る。体表に出た流注は上腕内側に沿って肘窩、さらに手首、手掌に至り中指の末端まで行く。手掌から薬指端へ支脈が分かれ、ここで手の少陽三焦経に連絡する。

心包経の体表での主な流注は腋下、上腕・前腕内側、手掌、中指である。この経に変動が生じるとこれらの部位に症状が起きることが多い。心包は心の代わりを務める働きをする。例えば心臓部の痛みの多くは心経ではなくて心包経による場合がほとんどで、これは心への邪気を心包が引き受けているからである。つまり心経そのものの変動が原因ではないということである。心臓肥大といわれる症状も心経の変動ではなくて心包経であることが多い。また、腕や肘の病気（痛み・皮膚病・変形その他いろいろ）、手掌が熱い・しびれる、など流注に沿ってさまざまな症状が起こる可能性がある。

私の患者で主婦湿疹と診断された女性がいた。手掌のみに起きる皮膚病だった。ひどい痒み、水泡、水泡が破れると皮が剝けてひどい痛みが生じる、そんな症状だった。私の所へ治療に来たときには、その病気に悩み始めてもう四年も経っていた。彼女の手掌

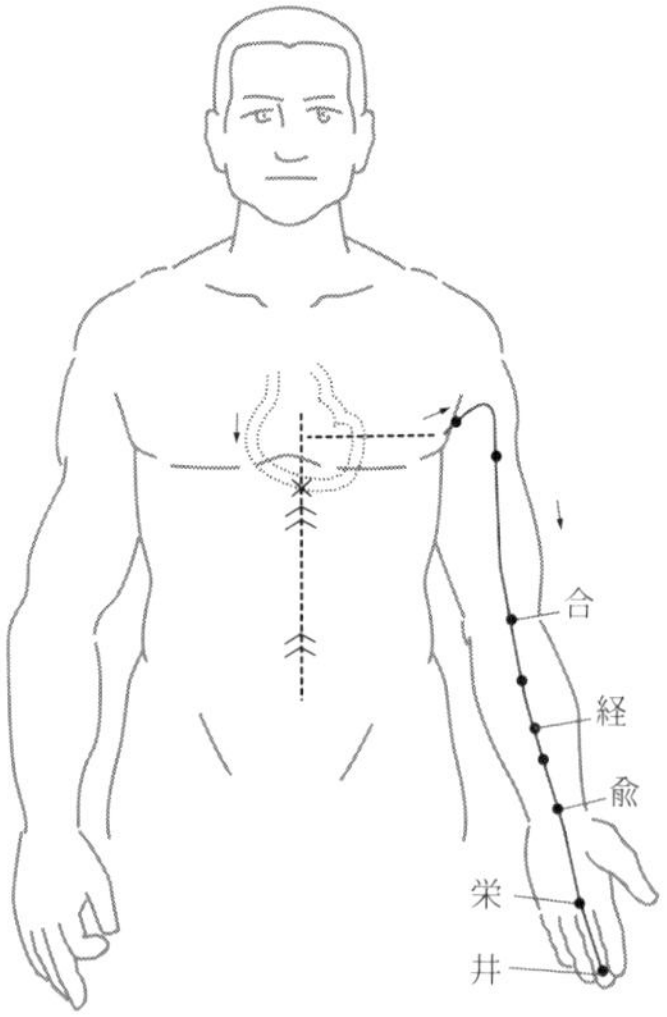

手の厥陰心包経

井穴	栄穴	兪穴	経穴	合穴
中衝	労営	大陵	間使	曲沢

は水泡とそれが破れた跡の爛れた赤い皮膚でいっぱいだった。彼女はいつも手袋をして生活をしていたが、何をするにも痛みと痒みで苦しんでいた。彼女の脈診をすると、やはり心包経とこれと表裏関係にある三焦経にひどい邪気がこもっているのがすぐに分った。その日からこの邪気を取り除く治療を始めた。すると一か月ほどで水泡は消えてきた。赤く爛れた皮膚も正常にもどってきたので、痛みも薄くなってきた。半年経たないうちに手袋は無用になり、およそ一年で痒みがほとんど無くなり外見が正常にもどった。それでも時々痒みは起きた。皮膚病が完治したのは二年ほど後だった。が、この治療にともなって、長年の冷え症と偏頭痛がなくなった。真冬には電気毛布を欠かせなかったのに、それも要らなくなった。常備薬の鎮痛剤も要らなくなった。

心包経は後述の三焦経と表裏関係にあり、その性質は同じである。その精気は「苦」という気味から生じる。心包経には左右それぞれに九穴あり、治療に用いる五井穴は、手の中指内側から肘内側までの間にある。中衝、労宮、太陵、間使、曲沢の五穴である。

（十）手の少陽三焦経は

二十二時から二十四時に流注する

手の厥陰心包経から気を受けて午後十時に流注が始まる。薬指の外側端から起こり手の甲から前腕の外側を行き、肘の尖端を通り、上腕外側に沿って肩に上り、体の前面に出て鎖骨上窩に至る。ここで体内に入って心包に絡み、さらに胸から腹へかけて上焦・中焦・下焦の三焦に行きわたる。一方、鎖骨上窩から支脈が走り、項へ体表を上り、耳後方から耳の上角へまわり、こめかみに至る。耳後から耳中に入り外眼角へ支脈が走り、ここで次の足の少陽胆経に交わる。三焦とは前述した上焦・中焦・下焦の全体を管理している器官である。上焦は横隔膜から上であり、心・肺・心包が包まれている。中焦は横隔膜から臍のところで、肝・胆・脾・胃があり、下焦は臍より下で、腎・膀胱・大腸・小腸があるところである。焦とは体内に充満している蒸気のことであり、またこの蒸気を発生させる熱気のことでもある。蒸気と熱気の両方を合わせて焦気という。

　身体の器官にはその機能を十分に発揮するための適温がある。上焦には上焦の、中焦には中焦の、下焦には下焦の適温がある。そしてそれぞれの焦気を正常に保っているのが三焦という腑であり三焦の経なのである。蒸気

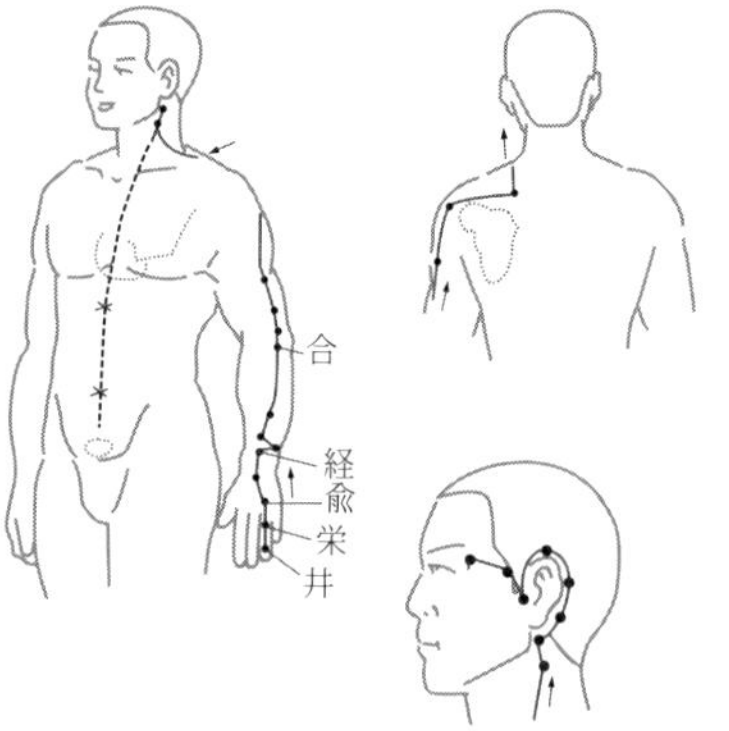

手の少陽三焦経

井穴	栄穴	兪穴	経穴	合穴
関衝	液門	中渚	支溝	天井

とこれを発生させる熱気を焦気というと説明したが、この焦気とは生命そのものと考えることができる。私たちは他の生き物を食べる。これは胃に落ちて私たちの熱気によって蒸気を発散する。上焦にはひんやりとした細かくて清い蒸気、中焦には脾・胃・肝・胆などの活動を助けるやや濁った温かい蒸気、下焦では小腸・大腸で発酵が高度に進んだ強くて最も濁った蒸気が発生して全身を包んで守っている。熱気とこれによって生じる蒸気はすべての生命活動の原動力であり、文字通り生命の火である。この生命の火を守り滞りなく生命活動が行えるように支えているのが三焦なのである。そこでこの経に変動が起きると上・中・下焦すべてに、つまり体幹全体に異常が起こる。この場合はかなり重篤な症状が出ることになる。どのような病気であっても治療をせずに放っておくと三焦にまで影響が広がる。例えそれが単なる風邪であっても命とりになる可能性がある。そうして重症患者においては糖尿病でも癌でも、必ず手の少陽三焦経に変動が見られるのである。

三焦経は左右それぞれに二十三穴あり、五井穴は関衝、液門、中渚、支溝、天井である。三焦は心包と表裏関係にある腑で、その性質は心と同様である。

（十一）足の少陽胆経は

○時から二時に流注する

三焦経から外眼角で気を受けて午前零時に流注が始まる。目の外角に起こり、こめかみへ上って耳後へ下る。その後再び額部へもどり側頭部、耳周頸部から肩、鎖骨上窩に至る。ここから体表を行くものと体内に入るものに分かれる。体内に入ったものは胸中から横隔膜を貫き、肝に絡み胆に属して股関節外側へ行く。鎖骨上窩から体表を行く経脈は腋下から胸を過ぎ、側胸部、側腹部、股関節外側へ下りここで体内からの経脈と合流する。股関節外側から大腿外側、膝関節外側、下腿外側、外踝前から足背を経て第四趾外側に至る。足背からは絡脈が出て第一趾の外側で足の厥陰肝経と連接する。

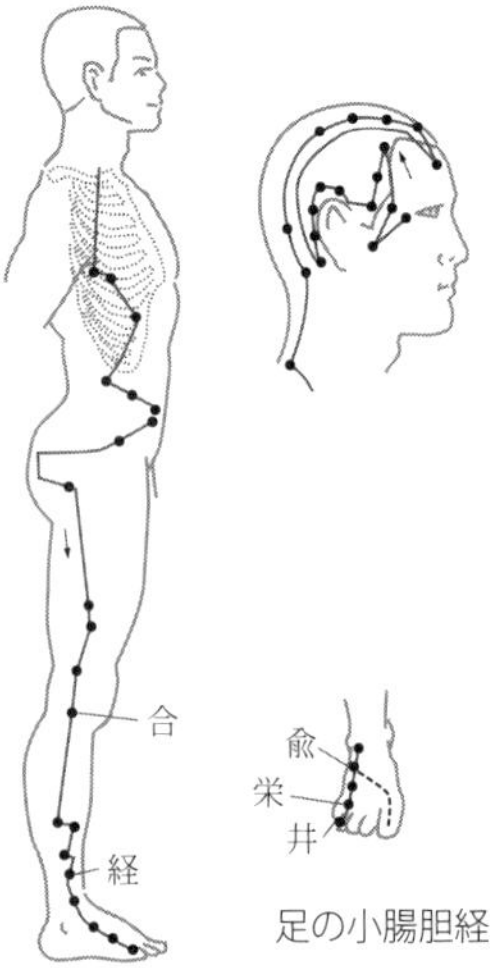

足の小腸胆経

井穴	栄穴	兪穴	経穴	合穴
竅陰	侠谿	臨泣	陽輔	陽陵泉

　少陽胆経は目から側頭部、耳、肩、側胸部、股関節から足の指までの外側、つまり体全体の側面を流れている。この経に変動があると発生しやすい症状は、例えば目脂、緑内障、遠視その他の目の症状、偏頭痛、耳鳴り、項頸の凝りや痛み、脚の筋が攣る、脚が痛んで屈伸できない、などである。最近では、目の奥から項や頸にかけて痛むという症状を訴え

る患者が多いが、ほとんどこの経の変動が原因である。この経を中心に治療をして長年の肩凝りが治り、しかも遠視や乱視が治ったというケースや、耳鳴りと一緒に膝痛も治ったなどというケースもある。経の流注を考えれば目と膝の病気が同時に治るというのも当たり前なのだが、患者はみな驚くのである。

胆経の穴は左右それぞれに四十四穴あり、五井穴は竅陰、侠谿、臨泣、陽輔、陽陵泉である。胆の気は後述の肝経と同じく「酸」という気味から生じる。胆と肝は表裏関係にある腑と臓である。

（十二）足の厥陰肝経は

二時から四時に流注する

深夜の二時、足の少陽胆経からの絡脈によって第一趾の外側に起こる。足背を上り内果の前を通り下腿内側、大腿内側を行き、下腹から側腹、乳に近い肋骨端に至る。大腿内側では体内に入る支脈があり、これは生殖器をめぐり、下腹から上り、胃の傍らを行き肝に属して胆に絡む。さらに横隔膜を通り脇肋をめぐり咽頭突起（のどぼとけ）の後ろを上り、額に入って目系（手の少陰心経の部参照）に連なり、再び額に出て頭頂（百会穴）に至る。

厥陰肝経は陰経でありながら陽経が注ぐ頭にまで至る唯一の陰経である。このため、この経の変動の影響は全身に及ぶと考えてよい。

目系から支脈が頬裏を下り、唇内をめぐる。別の支脈は肝から分かれて横隔膜を貫き上って肺に注ぐ。この気を受けて朝四時に手の太陰肺経の流注が始まる。こうして手の太陰肺経から足の厥陰肝経まで二十四時間をかけて一周身することになるのである。

肝経の流注の特徴は目系に連なり、また生殖器をめぐっていることである。この経に変動があると、近視、乱視、白内障、緑内障などの眼疾患につながりやすい。日常的には眼精疲労、カスミ目などの症状が起きやすい。また女性では婦人病（生理不順、帯下、生理痛、子宮癌、産後の回復が悪い、不妊その他）、男性ではヘルニア、無精子、前立腺の病気、その他がある。性別に関わらず、高血圧という症状も肝経に深い関係がある。

肝の精気は「酸」という気味から生じ、この気が表に現れると「怒り」という心となり、竅は目、液は涙、肝が養う

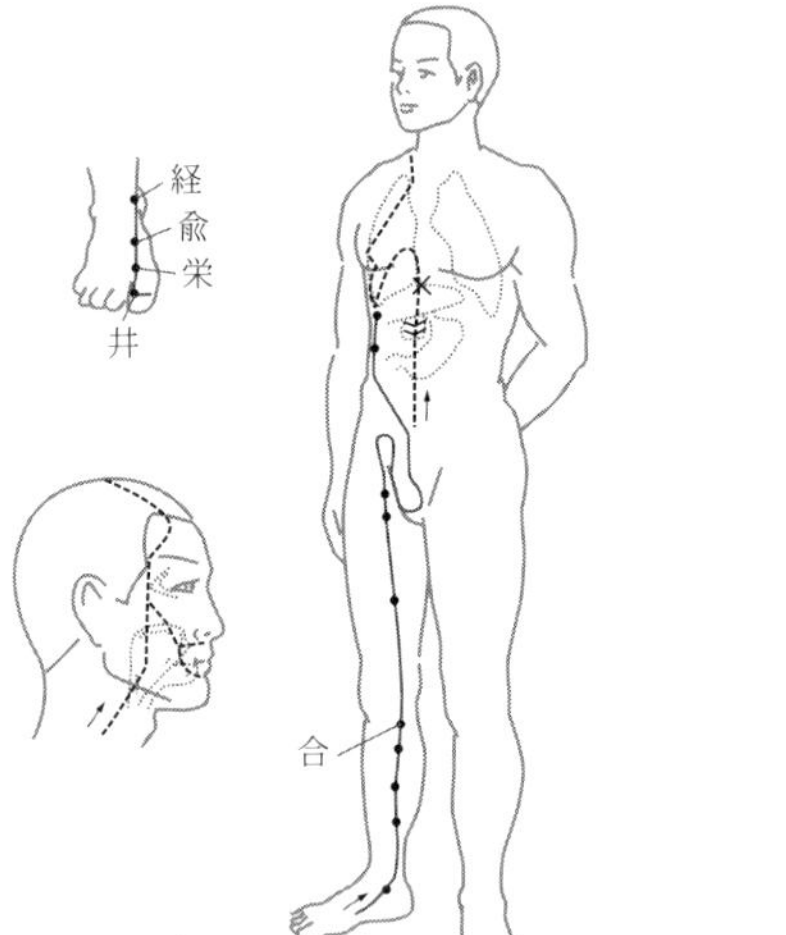

足の厥陰肝経

井穴	栄穴	兪穴	経穴	合穴
大敦	行間	太衝	中封	曲泉

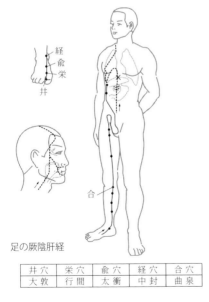

ところは「筋」である。肝経に邪気があると些細なことで激昂したり、皮肉や嫌味という言動もこの経により、強情、意固地という性質も肝の気の特徴である。きれい好きが高じて掃除魔になったり、正反対にゴミ屋敷でないと落ち着かない、などということもある。

肝の気の源となる「酸」という味には酢や油、脂という食品がある。これは畜肉（特に鶏肉）、卵、乳製品、木の実類などがあるが、こうした食品を好む人には肝経に邪気がある場合が多く、すると近視眼や乱視などの病気を持つことが多い。眼精疲労などは食事内容を変えるだけでも治ることがある。

肝が養う「筋」とは、全身に分布して体を支えているスジのことであり、肝経が頭頂から足先まで流注していることからも肝経の変動の影響は全身に及ぶ。血管も筋で成り立っているから脳溢血なども肝の病気であり心筋梗塞もそうである。単なる風邪も肝の病気であり、これは風に当たってその気が体内に入り、肝経に影響を与えた結果である。私たちが生活する中で風がまったくない環境はない。自然界は風である。そして風は体内に入ると全身を走る肝経に影響を与える。これが、風は万病の元と言われる所以である。

足の厥陰肝経の五井穴は足第一趾から膝内側までにある。大敦、行間、太衝、中封、曲泉である。

（十三）十二経

これまで正経十二経の流注とそれぞれの経の特徴、その経に変動がある場合に起こる症状について述べてきた。症状については本当にわずかな例である。

実際に症状がある場合、特に持病として固定してしまった症状がある場合はただ一経の変動とは考えにくい。つまり自分の力で治せないような場合は複数の経の気やその流注に異常があり、それを自分の力では取り除けないということである。身体が耐えられる域を越えた邪気が常にあるということになる。身体は常に気とその流注を正常にしようとしている。一経に邪気が宿れば他の経の力も利用してその邪気を取り除こうとする。自力で邪気を取り除けないということは、正経十二経ほとんどすべての気とその流注が正常でないということである。この場合は一つ一つの経をととのえていかねばならない。経には十二経のほかにさらに奇経八脈がある。これらの経は十二経だけでは取り除けなくなった邪気を受け入れる経でもある。しかしながら、重篤な段階となった病気では、これらの経をもってしても邪気を取り除けない。

前述したが、手の少陽三焦経や足の厥陰肝経などに変動がある場合では、他の経のほとんども邪気に侵されていることが多い。たとえ最初は単なる感冒であっても、邪気が太陽から少陽、陽明、そして陰分へ滲入して太陰、少陰、厥陰と深く入り込むと正経十二経すべてを治療しなければならなくなる。身体は経の気とその流注によって形成され維持されている。経に異変があればそれにしたがって身体は変化する。それにともなって痛み、痺れ、痒みその他が発生する。

私自身の問題であるが、私の持病は手の陽明大腸経の邪気である。この大腸経と表裏関係にある手の太陰肺経も悪く、そして陽明つながりで足の陽明胃経も悪い。前述したが、大腸の熱気は肛門を経て体表を守っている。そして肺も皮毛を養っている。この二経の邪気の影響は皮膚病となって現れる。私の場合も例外ではなく私の持病は皮膚病である。大腸経の流注は手の示指から出て鼻孔の両傍に来ている。そこで私の示指の爪は常にデコボコしていて正常には生えてこない。指の関節も異常に太く無理をして指を使うと痛む。皮膚病も示指と手首の間に生じやすい。顔では鼻と口の周囲に皮膚病とシミが出ている。大腸と肺の竅は鼻であり液は鼻水なので、毎日鼻水が出ている。足の陽明胃経は肌肉を養っているので、ここの邪気のおかげで私の体はいつも浮腫状態にあり、胃経は乳房に流注しているので乳腺炎が痛い。手足の陽明は上歯・下歯を流注しているので、歯が疼いたり何となく痛かったりする。こんな具合が、今現在の私が抱えている症状である。

私の友人に右の鼻孔の傍らに黒くて大きなホクロがある男性がいるが、彼は長年の痔病に苦労をしている。私が治療しているが、やはり手の陽明大腸経に邪気がある。この邪気が無くなれば（他の経も関係しているが）痔病も良くなり、おそらく顔の大きな黒いホクロも無くなるであろう。

経の気とその流注、それと身体とはこういう関係にある。治療とは経の気と流注をととのえることであって、これによって身体を正常にもどしていくことである。経の気は臓腑の正気である。そして流注はこの正気の状態による。私たちが生きる原理は気でありその流注である。正気の虚は邪気の生成を許してしまう。暴飲暴食、過労、房労、精神疲労その他生活の問題、風気、暑気、熱気、湿気、燥気、寒気、これら自然環境の問題。これらを外因という。怒り、狂喜、思い込み、悲しみ、怖れなどの感情の問題。これらを内因という。さまざまな問題が正気の虚を引き起こして邪気を生み、これの滲入を許してしまう。それが流注に変動を引き起こして病の症状をつくる。

邪気を取り除くと正気が自然と回復して病の症状はおさまる。これが治療である。この治療は基本的にはあらゆる症状に対応することができる。これがこの医学の原理である。

十一　消化でなく同化である
あなたは何を食べているか

私たちの心身を養っているのは気と血である。

気は脈外を行き、血は脈中を行くことで私たちの心身を栄養している。そして私たちは生かされている。先にも述べたように、人は神気の凝縮によって現れた生と命によって出現する。神気とは、あなた自身である。

あらゆる物は気の結集体であるから、宇宙そのものを気であるということもできる。そのように考えると、自然界の法則にしたがって生じ得るべき条件がそろったものが存在である。存在とは自然現象であり人もまた例外ではない。人の存在も心も病気も健康もすべて自然現象のうちにある。

人は自分で生きているのではなく、人としての結集の仕方を自然界から与えられて存在している。人の最初は神気により胎内に生まれ、すぐに母親から体温や栄養、酸素その他を受ける。そして五体がつくられていく。胎内から誕生した後は最初は母乳、やがて飲食物が重要となる。

凝縮した気は生命体の根源である。これが万全であれば、人の寿命は一二〇歳とされている。一二〇年という限界をもっているわけである。誕生してからこの限りある寿命を守るものが誕生してから得る飲食物である。最初の気だけを頼っていては成長して一二〇年を生きていくことはできない。

一二〇年の寿命を生きるためには気の補充が必要である。これが後天の原気である。具体的には飲食である。飲食は自分が能動的に行う。自分の責任である。神気の出現は永遠の謎である。しかし自分という一二〇年の寿命を持つ存在をどのように生かすかは自分次第なのである。私たちは毎日食事をするが、その本当の目的についてここでお話ししたいと思っている。一二〇年の人生を健康に楽しむか、もっと短い人生で終えるか、病に苦しむか、すべては自分の責任なのである。

私たちの生命現象は死ぬまで止まることはない。空腹と食欲は毎日の食事をうながす。では私たちは毎日何を食べているのだろうか。一二〇年の寿命を健康に過ごすためにはどのようなものを食べればいいのだろうか。

私たちが食べているすべては生き物である。そしてこの食べ物を分解すると、炭水化物、脂質、タンパク質、ミネラルその他となり、すべての食べ物の多くがいわゆる三大栄養素になる。どのような食べ物であろうと、このように分解すると基本的にすべて同じである。これは食物の成分表示表を見ればすぐに分る。しかし食べ物はすべて違う。味が違う。香りが違う。つまり気味が違う。すべての食物は生き物だからである。現在の科学には気というものは存在しない。だから栄養学では食べ物の気味をのぞいて考えている。そこで食べ物はすべて同じ三大栄養素になってしまう。

あなたには食べ物の好き嫌いはないだろうか。好き嫌いでなくても、特にこれが好きというものはないだろうか。豚肉よりも牛肉が好きとか、ブロッコリーよりもカリフラワーが好きなどという好みである。どれも分解すれば三大栄養素その他で表示できる。それぞれの割合が多少異なるぐらいである。では好みは一体どこからくるのか。食べるとは一体どういうことか。

食べ物を口にした時、一体どういう気持ちになるだろうか。少なくとも苦痛ではない。それどころか食事には喜びに近い気持ちがともなう。豚肉には豚肉の味わいがあり、牛肉には牛肉の、鶏肉には鶏肉の味わいがある。リンゴにはリンゴの、桃には桃の、梨には梨の、みかんにはみかんの、オレンジにはオレンジの、すべて基本的には三大栄養素からできているのに、それぞれにすべて違う味わいがある。素材のひとつひとつが異なるところに食べる喜びが湧いてくる。

私たちが食べるものはすべて生き物である。豚は豚という気が結集した生きものである。豚の肉を口にした時、豚の気と私たちの気が共鳴してさまざまな感情が生じる。美味しい、不味い、いいにおい、くさいなど、人によってさまざまな気持ちを抱くだろう。豚肉の持つ気味は豚という動物の精気なのである。私たちが物を食べた瞬間に感じる喜びは、口に入れた時にその生き物の気を吸収したから生まれる。食べ物を煮るといい匂いが漂ってくる。火がその素材に浸透して最初にそのものの独特の匂いが出る。食べ物には水分が多量に含まれている。加熱によってその水分が蒸されて蒸発してくる。その時その食べ物の気が水蒸気と一体となって出てくる。それが私たちには食欲をそそるいい匂いとなる。

私たちが物を食べた時、まず口内で咀嚼する。分解が始まってくる。食べ物を飲み込むとすぐに胃に入る。人には体温がある。胃内の食べ物は私たち自身の体温で蒸されて食べ物が持つ水分が蒸気となって上昇する。それがその食べ物の気味である。気味は水蒸気とともに横隔膜を貫いて肺に充満する。私たちはその気味を全身で感じる。その気味と自分の気が共鳴してそこに喜びが生まれ、美味しいと思い満足する。

最初に私たちが受け取る食べ物の気味はその食べ物の中でもっとも清澄な気であり霧の

ような蒸気である。清澄な気でできた蒸気は軽く細かく冷たく、そのために速やかに上昇して横隔膜を通過して肺を潤すのである。肺のなかでは激しい運動を続ける心臓がある。肺を充満した清澄な気は心臓の激しい熱を冷やしていく。

食べ物はすべてそれぞれ独自の気味を持っている。味わいはすべて異なる。三大栄養素で一括りはできない。肉のような濃厚な食べ物、魚介類や野菜のように淡泊な食べ物、それぞれすべて気味が違う。動物でも肉食動物と草食動物の性質はまったく違う。その動物の気が違う。気味が違う。清浄なものを食べている動物はおとなしく忍耐強い性質になる。人が食べる動物は基本的に草食から雑食であり肉食動物を日常の食糧にはしない。それは肉食動物の気が荒く激しいからである。そうした強い気味を摂ると栄養にはならず、人の気を傷めるからである。栄養どころか病気のもとになってしまう。私たちを栄養するものの一つが血液であるが、食べている気味によって私たちの血液はまったく違ったものになる。

丈夫で健康な心身を得るためには、どのような血にすればよいのだろうか。

それは清浄な血である。では血を清浄にするような食べ物はどういうものだろうか。

食べている物の気味によってその動物の気血は異なってくる。人の主食は特殊な環境でなければ穀物である。人の歴史のなかで食べられてきた穀物には、米、麦、粟、稗、黍がある。このなかでは米の穀気がもっともおだやかである。米は温暖で豊かな土壌で栽培される穀物であるため、その性質もおだやかなのである。人体に最も適合したやわらかな穀物であるといえる。次は麦で、粟・稗・黍の順で性質は強くなる。これらは米よりもきびしい環境で生育できる強い穀物なのである。だからその性質もきびしく強いものになる。きびしい環境で住む人々は強い気味をもつ食べ物を収穫してこれを食べる。温暖な環境で住む人々は穏やかな食べ物を収穫してこれを食べる。環境に合わない食べ物を常食すれば人の心身への影響がそれなりに生じる。温暖な気候で長く生活してきた民族がきびしい環境の作物を常食すれば、心身を傷めることになるだろう。

日本人の多くは一〇〇〇年以上にもわたって米と野菜、魚介類を食べてきた。こうした食物で心身を養い、文化を形成してきた。私たち日本人の心身を穏やかに栄養するためにはこうした食物が一番よいということである。

その土地の穏やかで清浄な気味を持った食品を食べれば穏やかで清浄な気血が生じる。気は血を生じ、血は気を生ず。血のみが心身を養っているわけではない。血だけでは生命ではない。血を生かしているのは、血を自由に流動させる適温、つまりちょうどよい熱気である。つまり、気である。気がのびのびしていれば、血ものびのび動く。血は気を生じ、気は血を生じる。その気と血の調和があって健全な生命現象が維持される。気は脈外を行き、血は脈中を行く。血は血管のなかで運ばれるが、気は自由に体中をめぐり生命活動を行っている。その気の動きの中で定まった大きな流れが正経十二経である。

十二経はあたかも世界の海の中をめぐるいくつかの潮流のような一定の道筋である。血は津液の一部であるが、脈管内を行き、やがて組織の奥深くに浸透して栄養成分をそれぞれの組織に分配している。血が本当に働いているのは血管から出て組織内に浸透している間である。

血管外に出た血は気の動きに従って組織内で働き、それを終えると再び気の動きによって静脈管に取り込まれていく。静脈血は気の動きと血管の仕組みによって心臓に戻っていく。心臓から出た動脈血は一分後には全身をめぐり終えて再び心臓へ戻っているのである。ものすごい噴流である。これは気の動きにのって血が動いているからこそ実現しているのである。

気は熱気である。熱気として私たちの身体を守り栄養している。気と血が私たちの心身を養っているのである。前述したように、生き物はそれぞれの気によって存在し、また生きている。私たちの生きる原理も気であるように、牛には牛の気が凝縮して存在しているのである。私たちは他の生き物を食している。そうして私たち自身は生かされている。つまり飲食の真の目的は他の生き物の気を取り入れて自身の気を補充することである。それが飲食の真の目的である。

食物とは、炭水化物や脂質、タンパク質、その他といった物質ではない。物質に生き物としての固有の気味が合わさったものである。私たちの肉体も、科学的に分析すれば牛と大差はないだろう。金額にすればたかが知れたものである。しかし人は人としての気を持ち、知恵を持ち、文化・文明を築いてきた。それが人の性質であり、本質である。私たちの食事とは、他の生き物の気を取り入れ自らの気を補充するためのものに他ならない。

単なる物質である三大栄養素は私たちの肉体を維持することに使われる。現在の栄養学では食物の物質としての部分しかとらえていない。そしてもちろん私たち人に関しても肉体という物質の部分しかとらえていない。だから生が解明できない。私たちの本質は肉体という物質ではない。私という気である。そこに怒りや喜び、思い、憂鬱、怖れといった感情がある。牛肉を食べた時の喜びがある。それは牛という生き物が持つ気と私たちの気の共鳴によって起きる生命現象なのである。

この医学では私たちの気とどういう気味が、あるいはどういう食物が、どのように共鳴して私たちの気の源となるかを解明している。それぞれの食物が持つ気味が正経十二経のどの経に入っていくか、そして六臓六腑のうちどの臓腑に入っていくか、どの臓腑の精気となっていくか、分っているのである。経の治療をするときには、その経の気の源である食物を利用する。またこれをしなければ完全な治療はできない。たとえば五臓六腑変化通要識と呼ばれる表のようである。

　足の厥陰や少陽経には「酸」という気味が入っていく。酸とは、酸っぱい味という気である。これにはいわゆる酢のような味、そして油脂全般を含む。つまり酸とは、酢、獣肉や魚肉、卵類の脂、木の実やゴマ、豆類などの油である。そうしてこういう酸味が肝や胆の気となっていく。肝は臓であるから肝という精気を蓄える。胆は腑であるから肝からの胆汁を蓄えて食物を変化させる。

　胆は腑の中で唯一腐熟した飲食物が

五臓六腑変化通要識（抜粋）

経	臓	経	腑	五味	五志	五竅	五液	五支	五養	五色	五悪	五時	五行
足厥陰	肝臓	足少陽	胆	酸	怒	目	涙	爪	筋	青	春	風	木
手少陰	心臓	手太陽	小腸	苦	笑	舌	汗	毛面色	血液	赤	夏	熱	火
足太陰	脾臓	足陽明	胃	甘	思	唇口	涎	乳	肌肉	黄	土用	湿	土
手太陰	肺臓	手陽明	大腸	辛	憂	鼻	涕	息	皮毛	白	秋	燥	金
足少陰	腎臓	足太陽	膀胱	鹹	怖	耳	唾	髪	骨	黒	冬	寒	水
手厥陰	心包	手少陽	三焦										

通過しない腑である。その代わりに肝の気が分泌した胆汁をあずかって腐熟した食物が十二指腸にやってくるとこれを噴きつける。このため、胆は「中正の官」と呼ばれ清浄の腑であるといわれる。

酸という気によって肝の気に変動が起きると、胆にも連鎖しながら「怒」という感情となって表面に出る。そして胆は肝の強い感情を緩和する役目をしている。肝の感情が強く出ると厳しく強情で嫌味である。胆はこの強さを調整し中正の道を開くのである。

食物と心の変化にはこういう関係がある。つまり酸という味を摂って足の厥陰や少陽の気に変動が起きると、怒という感情が生じる。怒という感情がさらに足の厥陰や少陽の気に変動を引き起こす。この変動が経の流注に変動を与える。するとこの変動が肉体に変化を起こす。

このように飲食物と心と肉体は気というつながりで一体であるということをこの医学では証明している。つまり穏やかな物を食べることは心を平安に保つことであり、身体を平安に保つことにもつながる。言いかえれば自分の心をコントロールすることは健康を維持するための健康法だということである。

手の少陰心経、厥陰心包経、太陽小腸経、少陽三焦経には「苦」という気味が入っていく。苦いという味が心臓や心包、小腸、三焦の気の源となるのである。そしてこの気は「笑」

となる。足の太陰脾経や陽明胃経には「甘」という気味が入っていき、脾や胃の気となっていく。いわゆる砂糖類の甘さ、果物、はちみつ類などを食べるとその気は脾胃の気となる。この気は「思」となる。

手の太陰肺経や陽明大腸経には「辛」という気味が入り、肺・大腸の気となっていく。辛い味とは例えば芥子類、わさび、胡椒などの香辛料、大根など野菜の辛味である。この気は「憂」となる。足の少陰腎経や太陽膀胱経には「鹹」という気味が入り、腎・膀胱の気となる。鹹は海の塩辛さの味である。この気は「怖」となる。

病気を持つ人が病気を治すにはどういう食物でどういう気を取り入れたらよいのだろうか。病の本当の原因は気の偏在である。これは津液の偏在、血の偏在、熱気の偏在である。

飲食物が体に入るとその気味が津液に浸透する。そしてそれぞれの気味がそれぞれの臓腑の精気となっていく。精気はそれぞれの経の気となり気の流注の本体となる。病の症状がある人は気に変動があり気の流注に変動がある。つまり邪気を持っているから病を持っている。邪気をさらに大きくさせないためには、穏やかな気味を取り入れ、食べ物による気の変動を最小限にして体に負担をかけないようにする必要がある。身体に必要以上の負担をかければ治癒を遅らせてしまうからである。気の偏在を正していくためには、飲食物による気の変化を最小にする必要があるのである。身体を栄養する気と血は飲食物によって生じるからである。

清い気のものを食べれば、取り入れた気に応じた気と血が生じる。濁った気のものを食べればそれに応じた気と血が生じる。病を持つ人は清い気を取り入れるようにしなければならない。これはエンジンの機動に似ている。スポーツカーのようなエンジンに燃料として重油を与えると煤煙を出してエンジンは壊れてしまう。重油より馬力が少なくても、これには不純物が含まれていないきれいなハイオクのガソリンが必要である。スポーツカーは不純物が少ないハイオクガソリンで宙を飛ぶような走りを実現してくれる。反対に重い荷物を運ぶトラックでは、ハイオクなどのきれいなガソリンよりも重油のような馬力が出る燃料が必要である。この場合は著しい排煙が出るが、重油に多くの不純物が含まれているため仕方がないことである。煙を出しながらトラックのエンジンは何の故障もなく力強い働きをしてくれる。

身体に病を持つ人には重油のような食べ物は良くない。ハイオクのような排煙が出ないきれいな食べ物が必要である。自動車での排煙は、人の身体では悪性の脂肪となって血管その他に蓄積されていくのである。血液の汚れは病気の最大の原因なのである。

私たち生物はおよそ四十億年前に生まれたと考えられている。ＤＮＡの仕組みが一つであることから生物発生のチャンスは一回であったといわれている。最初はもちろん単細胞生物であった。たとえばアメーバのような生き物である。アメーバは細胞膜で外界と自分を区別している。食糧と接触するとそれを自分の中に取り込み、全身で同化していく。取り込まれた食糧は分解されながらアメーバの細胞内液の隅々まで行きわたっていく。

アメーバの細胞内液はさながら私たち人の津液である。人の外界と内部は皮毛によって分けられている。内部は津液で満たされており、この津液は気の動きとともに頭から手足、全身を自由に動いている。津液によって一つであるという点では、私たちもアメーバと同じである。アメーバは一つの細胞である。私たちは膨大な細胞によってつくられているが、やはり一つなのである。アメーバが細胞全体で食糧を取り込み同化していくように、私たちの心身は津液によって全身全霊で食べた物を同化しているのである。私たちの内部は臓腑の一つ一つが、あるいは細胞の一つ一つが津液に包まれ、常に津液によって洗われている。

津液は気の動きとともに自由に動いている。髪から手の爪へ、目から耳へ、気の動きは自由であるから、津液も自由である。しかし私たちの生命がアメーバと異なるのは、私たちの生命活動には一つの統制された動きがある点である。この統制は、私たちの心身をつくっている一定の気の流注である。正確な気の流注とそれを支える臓腑の存在が生命活動に一定の方向性をもたらしているのである。

十二　この医学との出会い

私がこの医学に出会ったのは一九九八年七月である。それまでにいくつかの物語があるのでここで少しお話したいと思う。

私は大学で薬学を専攻したが、卒業後はある企業の研究室に入り、生化学的研究をしていた。そこで知り合った研究員と結婚したが、彼がポスドクでＮＩＨ（米国立衛生研究所）へ移動したため、私も九五年に渡米した。その二年後、九七年に私は留学のため単独で英国へ渡ったが、そのころ体調の異変を度々感じるようになった。最初は口周囲の湿疹だった。それが日を追うごとに悪化し、やがて唇周辺の皮膚が切れ始めた。するとその裂け目から透明な浸出液が出てきて、一日中ティッシュペーパーを当てていなければならなくなった。ひどい痒さと痛さだった。病院へ行っても原因は不明で、処置は何もなかった。

その時私は学生でレポートと試験に追われていた。皮膚病を憂鬱に思いながらも、しばらく様子を見ていようと考えているうちに症状は顔中に拡がり、最悪の事態となった。ひどい痒みに夜も眠れない。掻くと皮膚が破れて痛みが強くなる。そして敗れたところから浸出液があふれてくるのだった。

勉強どころではないと思い、九七年の暮れに一人で日本に一時帰国した。母が成田空港のロビーまで迎えに来ていた。私は瞬時に母の姿を見つけて手を振ったが、母には何の反応もなく、ロビーを歩く人々の波を見ていた。私は駆け寄って「お母さんっ」と声をかけた。すると母はようやく私に気がついたが、茫然と立っているばかりであった。母には娘である私が分らなかったのである。それほどまでに私の顔の皮膚病はひどかった。まるで別人のような人相になっていた。

帰国して茅ヶ崎の実家に帰ったものの、しかしながら皮膚病は悪化するばかりで、しかも喘息まで併発してきた。倦怠感がひどく、歩くと両股関節が痛み、耳鳴りと偏頭痛、便秘、浮腫、不眠、夜中の咳などに悩まされた。病院へ行って頭部のＣＴ撮影・尿検査、血液検査・アレルギー検査をしたが、どこにも異常はなく、私は健康体であった。健康体である以上病名がつかず、したがって何の治療もなかった。ただ皮膚病にステロイド軟膏が出たのみであった。帰宅してその薬を塗布すると、翌日その部分が黒く腫れあがってしまい、一層悪化した。そこでもう二度と薬を使用しなくなり、病院へも行かなかった。結局、治療方法はなにもなかった。

九八年三月、私は再び英国にもどったが、もう外国生活を続ける気持ちは失っていたので、荷物をすべて処分して残りは実家に送った。完全な帰国の手続きをしたのだった。その頃、夫も日本にもどって来ていた。夫と私は結婚する前からあるテーマで共同研究をしていて数本の論文も出していた。結婚してからも彼は私の研究のよきアドバイザーであり、また私も彼の最大の理解者だった。二四時間一緒にいる夫婦だったので、友人達からは「一人では何もできない夫婦ね」などとからかわれていた。

私が彼から離れて一人になるとは、私たち自身もあるいは周囲の皆も想像さえしていなかった。しかし私にはもう研究のことを考える余裕はなくなっていた。自分の病状に困惑していた。夫が帰国して移った研究機関があまりに地方だったので、私は帰国した時のまま実家にいた。首都圏にいたほうがなにか治療方法が見つかるのではないかと思った。また夫がその研究機関から別の機関に移りたいという希望を話していたことも理由の一つであった。彼は明日にもその研究所を出たいようだった。そうして彼の本音は再び米国へ行きたかったのだ。しかし私にはもう海外へ渡る自信は無かったし、また以前の研究テーマを続ける気持ちも失っていた。日々刻々と進化していく科学分野で私は病気のために完全に立ち止まっていた。私の人生が彼の人生と少しずつ離れてきている、という確信がひたひたと押し寄せてきていた。私は一人で自分の病気と向き合わねばならないと決心した。

英国から完全に日本へ戻ってきたが、事態は一向に変わらない。相変わらず治療方法は見つからなかった。私は自分の部屋に閉じこもっていた。三月の春、女性は誰もが薄手の華やかな服装を楽しんでいた。しかし私が外へ出る時は、大きな帽子、スカーフ、綿手袋、マスク、コートが必需品で絶対に手放せなかった。もちろんスカートでなくてズボンである。風に当たると皮膚がざわざわと波立つような感覚に襲われるために、少しでも肌が露出しないようにするためだった。

皮膚病は顔が中心で両腕両脚に広がりつつあった。また真夜中には喘息の発作がひどく何度も死の恐怖を感じた。昼間は極度の疲労感と両股関節痛、食欲不振、腹部膨満感、ひどい便秘など様々な症状で憂鬱な毎日を過ごしていた。今になって振り返ってみれば、便秘は本当にひどく、四年半の間、一度も排便はなかった。下剤を使用しても出ない。私の体は固形のきちんとした便を作れなかったのである。そして皮膚病は時として狂気のような痒みを起こしていた。こうした毎日の症状の苦しさに私は自殺してしまうのではないかと、自分自身が不安であった。電車に乗る必要がある時には衝動的に飛び込まないように意識的に白線から離れてホームの中央に立つようにしていた。

しかし部屋に閉じこもってばかりもいられない。私は夫から離れて実家で生活をしていたため、自分で生活費をどうにかしなければならなかったのである。病気を理由に社会との接点を失くしてしまうことも嫌だった。私はそれまでのキャリアをレポートにまとめて就職活動を始めた。そしてようやくある会社に就職が決まった。九八年四月のことだった。この就職は私にとってはとても幸運なことだった。

仕事を始めて二か月が経った頃、同じ職場で知り合ったOさんという五十代の女性が私の病状にひどく同情して、自分が通院している鍼医の話をしてくれたのである。私はそれまで鍼というものがこの世にあることを知らなかった。治療の状況を説明されても想像ができなかったほどである。そういえば、街なかでそのような看板を見たことがあるかな、という程度であった。しかしその時、「これかもしれない」という一種のひらめきのような光が見えた。私はOさんにその鍼医を紹介してくれるようにお願いした。彼女は最初、あまり気がのらないようであった。「ちょっと変わった治療方法だから…」と言ってなかなか〝紹介する〟とは言ってくれなかった。私はなぜか断られるたびにその治療を是非にも受けたいと強く思うようになった。そして何度目かに頼んだ時、Oさんが言ってくれた。「今度の土曜日に私は治療に行きますが、ご一緒にいらっしゃいますか」。そうしてその週の土曜日が私とこの医学との出会いの記念日となった。九八年七月のことである。

治療室は八畳の和室で患者は座椅子に座っていた。先生はまず患者の脈を診る。左右の橈骨動脈を示指・中指・薬指の三本の指で診る。そして両手両足に鍼を刺入する。その姿勢で九〇分置鍼する。その後に抜鍼し、治療はほぼ終了で、補助的に背中を観る。治療の所要時間は約二時間だった。この二時間の治療を受けた初日、帰る際には特に体に変化はなかった。皮膚の痒みも、全身の疲労感も何も変わらなかった。「これかもしれない」というひらめきは見当はずれだったのか。私は自分が勝手な妄想を抱いていただけだったのかと思った。この治療も私が求める技術ではなかったのか。

ところが入浴と夕食をすませて夜九時過ぎ、自室で本を読んでいて気がついた。毎晩八時を過ぎたころから始まる喘息の咳が出ていないのだ。咳が出始めると、軽い時はこんこんという程度だが、ひどい時は呼吸困難になる。息を吸うことはできるが、胸の空気を吐けない、ただもがくことしかできない、その苦しさ。もう、死ぬのではないか、そういう恐怖を感じる夜は少なくなかった。しかしその日の夜は午前二時を過ぎても咳が出ない。やがて私は眠ってしまったが、睡眠中も朝六時に起床するまで咳は出なかったと思う。というのも、私は朝まで起きなかった。これは不思議な驚きだった。昼間の治療の成果なのだと気づいた。薬でもなくメスでもなく、鍼を体に刺入するこの治療がなにか人の生命の本質に作用しているような気がした。この技術がとてつもない謎を持っているように、というよりも人の身体の謎にこの技術が迫っているように感じた。

毎日の苦しさのために私は自殺さえ考えていた。しかしこの医学との出会いによって、自分の周囲が明るい光に満ちてくるような気がした。自分が何のために生きているのか、生きる目的は何なのか、それまで私は深い暗闇の中に沈んでいた。やっと光が訪れたと思った。またその思いだけで救われた。

この経験から私はこの治療技術を知りたいと思った。どのような理論なのか、どのような技術なのか。私は週に二〜三回の治療を受けることに決めた。

治療を受けると顔や手足の様子がすっきりとした。皮膚病はまだあった。しかし指の関節が伸びたり、顔の皺がとれたりした。エステティックではないのに、病気の治療なのに、かたちが綺麗になった。やはり人の生命の本質に関わっているようだった。治療をするたびに、きっと私の病気もこれで治せるという確信が大きくなった。

治療を始めたその月からこの医学の勉強会に参加することも決めた。この医学を知りたいというだけではなく、学んで自分もこの技術を身に着けたいと思った。この技術を身に着けて自分のように治療方法を見つけられなくて苦しんでいる人々を治療したかった。たとえば、精密検査をいくら繰り返しても異常値が発見されなければ病院では健康人とされてしまう。器質的な異常が診られなければ手術という手段も無い。多くは精神的な問題として安定剤などが処方される。しかし数字で検出される病状などは本当に少ない。客観的に観察される病状で苦しんでいる人よりも自分だけの世界で苦しんでいる人のほうが、おそらくは圧倒的に多い。生まれながらの体質なのだとあきらめて病気を受け入れている人々のなんと多いことか。

病気は治せば良いのである。そうすれば苦しさは無くなる。そんな単純なことなのに、多くの人がそう考えない。考えないのは、手段を知らないからである。病状を取り除く手段を知らない。原因不明、治療手段無しの病気で苦しんだ私は、実は幸運だった。病気がこの医学に出会うきっかけを作ってくれたからである。それまで私は科学の世界で生きていた。しかし私の人生は科学的な研究のためではなくて、この医学を伝承するためにあるのだと気づいた。

同じ病名で括られる患者であってもそれぞれの病気は違う。たとえば高血圧という病気でも一人一人病気が違う。病院では数種類の降圧剤を用意していて、これが効かなければこちら、というように薬の人体実験を繰り返している。そんな危険を冒さなくても一人一人の治療をすればいいだけのことである。高血圧病とは、単に血圧計で計った血圧が高かったという数値の名称である。病気は、血圧を高くしなければならない体の事情である。その事情は一人一人異なる。身体の事情を聞いてあげられる治療を私は伝承したい。その技術が太古に生まれていたのである。太古の人が発見したものだからというだけで価値が無いという考え方は私たち自身の損失である。私は自分の病気を治す過程でこの医学を身をもって学ぼうと決意した。この時の決意が今日までつづいている。週に二～三回の治療はこの医学と出会った一九九八年から現在も続いている。もちろん勉強も続いている。そうして毎日患者の治療をしている。今となっては治療が私の仕事である。この仕事は私がずっと望んでいた技術の習得によって成り立つもので、ようやく私は自分の夢をかなえるための第一歩を踏み出したのである。

九八年の帰国から私は夫と別居をつづけていた。治療方法を探しているうちに出会ったこの医学に私は自分の生涯をかけようと決意した。それは自分の病気を治すことでもあり、それまでの生化学的な研究をして論文を書く生活から離れて第二の人生を生きることでもあった。それまでの私は科学者の夫と一緒に同じ夢を見ていた。データを集めて論文を書くのが楽しくてしかたがなかった。実験、ディスカッション、論文。二四時間一緒にいる夫婦だった。

ところが突然私は人生の目的を変えてしまった。それは病気のために仕方がなかった。もう、海外生活はできなかったし、一体この医学以外に自分を治せるものがあるだろうか。論文を書くよりも私は自分を治したい。自分を治せるこの医学を知りたい。勉強をして自分もこの技術を駆使してみたい。今はもう絶滅しようとしているこの医学の技術を人生をかけて継承したい。夫との生活は犠牲になるが、自分が再び人生をかけてもいいと感じるものに出会えたことは幸せなことだった。彼は科学者として、おそらく再び海外へ出るだろう。私が自分の人生をこの医学にかけているように、彼は科学者として生きることに自分をかけていた。私たちは二〇〇〇年に離婚した。

前述したように私は海外生活の途中で体に異変を起こして困惑した挙句にこの医学に出会ったのであるが、それよりかなり以前から自分の身体にいくつか普通と違う点を発見していた。しかし日常生活に支障がなかったのでそれが病気だとは気づかなかった。生まれつきの身体的特徴というようなものであろうと思っていた。

身体的な不思議の一つは、手足の指がまがっていたことである。手の指はまがってねじれているものが多かった。第二関節はみな木のコブのように太くて指輪をはめることはできなかった。爪は表面がデコボコしていて伸びるとすぐに割れた。足の趾もおかしかった。母趾は外反していて、他はすべて丸まっていて、手で強いて伸ばさないと爪が見えなかった。私は物心がついて以来、自分の足の指がまっすぐ伸びていなかったので、それが正常な指の形だと思っていた。両親の指も姉弟の指もまっすぐ伸びていたが、指の形なんていろいろあるのだと軽く考え、自分の身体が病気であるという考えにはまったく思い至らなかった。しかし私の身体の異常は手足の指の形だけではなかった。膝の形もおかしかった。

全体が丸くて膝蓋骨が見えない。腫れあがっているような感じだった。

また、私の腹部は空腹時でも異様に膨らんでいた。それが体脂肪ではないことはすぐに分った。なぜなら大きな腹は皮一枚をようやくつかめるぐらいで無駄なものはなかったからである。それは明らかに内臓の膨らみだった。だから腹筋を鍛えても病的に大きな腹は少しも小さくならなかった。もちろん食事を減らして体重を落としても腹の張りは変わらなかった。中学生ぐらいになると体型が気になりだす。私は自分の体がなぜそうなっているのかまったく分らなかった。グラビア雑誌の水着姿のモデルの写真などを見ると、なぜこんなに形が違うのか不思議だった。もちろんモデルのように美しい体でなくてもいい。学校の友人や家族など、身近にいる人々の体とくらべても、やはり私の体は変だった。少しずつ自分の身体の異常を自覚し始めた。しかし、なぜ変なのかは分らなかったのである。

身体的なものではないが、こんな不思議もあった。七歳ごろから私には妖精が見えたことである。このようなことを言うとこの医学へも不審感をいだかれるかもしれないので、正確に言うと、飛蚊症である。七歳の私にはそのようなことは分らなかったので、ただ誰にも言わず、私は自分の眼にだけしか見えない淡い透明な浮遊物を妖精だと決めていたのだ。瞼を微妙に閉じて眼を細めると、ゼリー状の何かが見えた。それは蝶が飛んでいるようだった。眼球を少し動かすと透明の蝶も動いた。そして時々いなくなった。私は一人でいるとき、よくこの蝶と遊んだ。小学三年生のころ、母親にこの妖精のことを話したことがある。母は「変な子ね。そんなことを言ったら笑われるからよしなさい」と言って信じてくれなかった。まさか十歳にも満たない子供が飛蚊症であるとは思いもつかなかったのであろう。母自身、経験がないので飛蚊症という病気がこの世にあることも知らなかったかもしれない。この飛蚊症はいま現在もある。妖精とのつきあいはずいぶん長いことになる。

こうした多くの「なぜ」が分かってきたのは、三十代に入り、この医学に出会ってからだった。初めての治療から十八年経った現在では、足の趾はすべてほとんどがまっすぐに伸びてきている。

最初に伸びてきたのは母趾で、外反していたのがまっすぐになってきた。次には第二趾、第三趾、という具合に伸びて、最後に第五趾が伸びてきた。そうしてそれぞれの趾に変化が起き始めるとその趾を走る経の症状が出た。母趾には足の太陰脾経と足の厥陰肝経の二つの経が走行している。この時の症状は無月経と便秘、口周囲の皮膚病が主だった。月経は四年間無かったが、排便も四年半の間、一度も無かった。下剤を服用しても排便は無かった。そして腹脹がひどく、全身の浮腫、股関節痛があった。

第二趾を走行する経は足の陽明胃経である。第二趾が伸び始めた時は乳腺炎がひどく、その痛みのために下着を着けることができなかった。また鼻炎がひどくてティッシュペーパーを手放せなかった。歯肉炎もあった。そしていくら歯磨きをしても歯の黄ばみが取れなかった。足の陽明胃経は顔全体から下歯を下って、喉、両乳房、腹、鼠径部から両脚前面、第二趾に至っている。鼻も歯も乳房も股関節も走行している。これは正経十二経の各論で述べたとおりである。

第三趾には経の走行は無いが、次の第四趾には足の少陽胆経が走行している。この趾が伸び始めたころ、私は皮膚病とそれによる異常な痒み、ひどい耳鳴りに悩んでいた。耳鳴りは話し相手の声が聞こえなくなるほどだった。そしてコメカミや目尻に濃いシミができたりした。どの症状も足の少陽経の走行に沿って起きている。第五趾はほとんど伸びてきているが、まだ完全ではない。まだ今後何らかの症状が新しく起きる可能性がある。第五趾は足の太陽膀胱経が走行している。そのために現在は腰痛が時々ある。

治療を始めて四年半も排便が無かったことからも、大腸の悪さは知れる。手の陽明大腸経は手の示指から前腕、上腕、頸を通り顔に上り鼻の下で左右の経が交差して両鼻の横に至る。治療を始めてからはこの経に沿って皮膚病が出ていた。特に私が気になっているのは鼻の下のシミである。まるで髭のように見えるからである。そして示指の爪の変形は今も続いている。

大腸が悪ければ小腸も悪いはずで、手の太陽小腸経が走行する小指の関節はまだ変形して伸びていない。また頸の張りが強くて後ろを振り返ることが困難である。手の太陽経は小指から肘の後部、肩甲部、後頸部、耳の前まできている。その経に沿って起きている症状である。

人の身体は経によって形成・維持されている。この事実が理解できると病気の分類に「科」という概念がなくなってしまう。「眼科」や「皮膚科」や「泌尿器科」や「循環器科」など、人の身体を部品の寄せ集めのように考える解剖学にもとづいた「科」というものはなくなってしまうのである。

人の身体は一つのものである。経によって形成・維持されている。経の実体は気の流注である。私たちの本質とは、気である。私たちの本質そのものは形の無い気である。気の凝縮があってそこに「生」という気が現れ、「生」から形である「命」が現れ、「生」という気と「命」という形がともにそろって生命として人が誕生する。生命は気の流注を持っていて、それが生命活動である。気の流注とは宇宙の現象の法則と同じであり、私たちは宇宙の法則と同じ法則で存在している。

古代の人は太陽と月、その他多くの天体の観測によって時間を知り、季節を学び、地球の自然現象を理解した。その中で人の生きる心身のしくみを発見した。地球自然の法則、宇宙運営の法則、人の生きる法則、これらを彼らは気の流注、気運、運気と言った。私たちは気を見ることも触れることもできない。気とは「はたらき」である。形あるものは気の凝縮で出現し、気の流注によって変化していく。気の動きによって物事も人の心身も動く。これがこの医学の基本的概念である。そうしてすべての治療はこの考え方にもとづいている。

気の変化によって私たちは生きている。原則として心も体も気による。気の状態の変化が様々な現象を引き起こす。それが心身の変化となり、また病的症状ともなる。病の原因はすべて気の変動である。病の原因となる気を邪気というが（邪気に対して本来の気を正気という）、この邪気を取り除くことで気を正常に戻すことができる。というよりも、病を治すにはこの方法以外にない。人の心身は常に健常な気とその流注を求めて邪気を取り除こうとしている。健常になろうと努力している。しかし邪気を生じさせる原因は数多くある。

私たちを取り囲む環境、例えば風、暑さ、湿気、乾燥、寒さ。また私たちが毎日食べる飲食物。私たちの感情、例えば怒り、喜び、思い、憂鬱、怖れ。これらすべてが気に変動を与える。気は常に動き変化している。気は自由自在に変化する。その中で流注という決まった動きがある。これは大海のなかで一定の動きを持つ海流と同じである。私たちは個々人自分の気を持っている。正気である。この気の由来は分らないが、それは自分自身である。自分という存在である。生命活動のなかでは六臓六腑がこの気を維持している。六臓六腑の正気である。気の変動が生じても自分の正気が充実していれば邪気は生じない。ところが心の乱れや夜更かし、暴飲暴食、過労、房労、その他の不摂生によって正気を消耗させ、正気が虚になると、これに乗じて変動した気が邪気となって病を作っていく。邪気がいつまでも身体に留まればそれだけさらに邪気は勢いを増して病は深くなっていくのである。

邪気は正気の虚によって偏在した気である。気とは熱であるから熱気の偏在が病の原因である。熱気が身体の一部に固まればその熱気に応じて組織の変質が起きる。組織はタンパク質で構成されているから当然である。その変質が不可逆的になれば死につながる難病となることもある。

これを治すには邪気を取り除き正気を復活させるしかない。正気は常に正常な身体を構成し維持するのである。これがこの医学の基本である。私は自分が原因不明の病気を得て自分を治療する技術を追い求め続けた。そしてこの医学に出会った。私が自分を治すにはこれしかなかったのであった。

藤田《ふじた》しのぶ

1964年神奈川県茅ヶ崎市生まれ。大学で薬学を専攻後、民間会社の生化学的研究所にて6年間勤務。論文3報。

その後、夫のＮＩＨ（米国立衛生研究所）勤務に伴い1995年渡米。米国・英国を遊学する中、原因不明の病気となり、治療法が見つからないまま1997年に帰国。日本国内においても治療方法が見つからず自殺を考えていた1998年、山内弘道先生に出会い、病気を治してもらう。

これを機に山内先生の門に入り、この医学を志して現在に至る。薬剤師・鍼灸師。さくらガーデン鍼法院長。

存在《そんざい》の法則《ほうそく》 あなたの幸福《こうふく》も不幸《ふこう》も自然現象《しぜんげんしょう》
これは最《もっと》も古《ふる》くて最《もっと》も新《あたら》しい医学《いがく》のお話《はなし》です

2016年8月20日　初版第1刷

著　者　藤田 しのぶ
発行者　比留川 洋
発行所　株式会社 本の泉社
〒113-0033　東京都文京区本郷2-25-6
電話 03-5800-8494　FAX 03-5800-5353
http://www.honnoizumi.co.jp/
印　刷　新日本印刷株式会社
製　本　株式会社村上製本所

　ISBN978-4-7807-1277-3 C0047